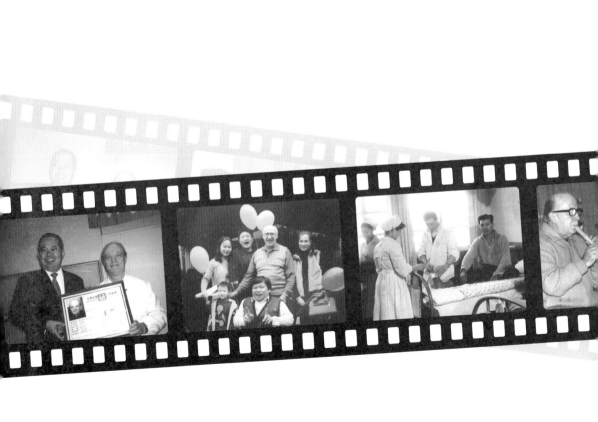

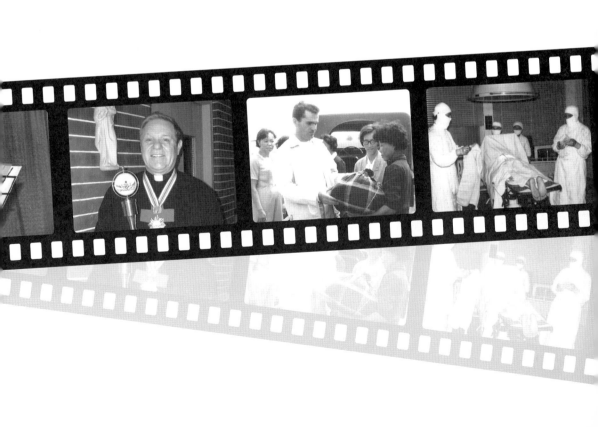

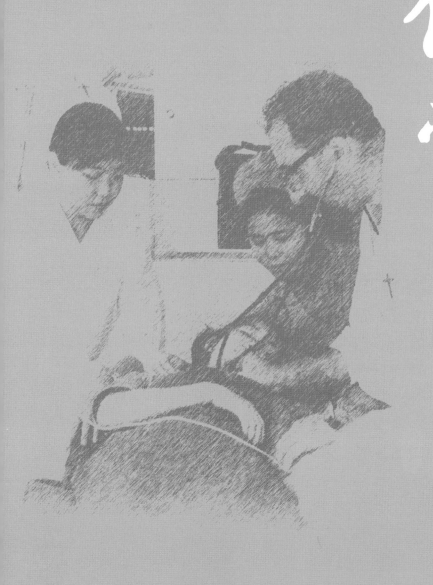

12位異鄉人

傳愛

到台灣的故事

羅東聖母醫院口述歷史小組 編著

陳永興召集　陳彩美、龐新蘭等主筆

目錄

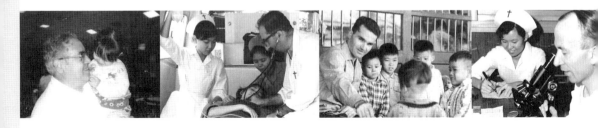

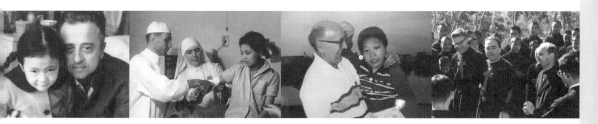

傳播愛的溫暖與關懷

文／姚思遠（董氏基金會執行長）

　　2002年時，董氏基金會出版了《公益的軌跡》及《菸草戰爭》兩本書籍，記錄了董氏基金會創辦人嚴道博士精彩的一生及台灣在菸害防制工作的歷程故事。這兩本書相輔相成，在當時的公共衛生領域，引起極大的迴響，因為這兩本書是第一次完整記錄與台灣菸害防制有關的內容書籍。後來，我們也出版了許多與公共衛生領域相關的好書，其中《壯志與堅持─許子秋與台灣公共衛生》、《那一年，我們是醫師生》、《醫師的異想世界》等書，更跨越了知識上的傳遞，充滿了人文關懷。

　　此次出版《12位異鄉人，傳愛到台灣的故事》，我們與羅東聖母醫院合作。延續了上列好書既有的人文關懷風格，出版這本書，更有著董氏基金會對台灣這塊土地的熱愛深情與感動寄託。

　　一個人一輩子只有一個60年吧！你願意把60年的時光，無私奉獻在一個團體、一個島嶼、一群與你「語言不通」、「文化不同」的人身上？《12位異鄉人，傳愛到台灣的故事》一書，敘述著12個外國人，從年少就到台灣，把他們一輩子最精華的青春，都留在台灣的偏遠地區，為殘障者、智障者、結核病患、小兒麻痺兒童、失智老人、原住民、弱

勢者服務，他們是一群比台灣人更愛台灣人的異鄉人。

羅東聖母醫院的口述歷史小組花了許多時間，記錄了這些人的故事。他們提供了初稿記錄的素材，由基金會發行的《大家健康》雜誌來負責編輯，重新整理，呈現出的每一篇文章，都是一個令人熱淚感動的故事。

這群異鄉人展現出「無私無我、犧牲奉獻的精神」，是當今台灣社會少有的典範，實在值得生長在台灣的每一個人學習。基於這樣的理由，即便這本書花費了編輯部許多的工夫在潤稿、編排，基金會仍覺得這是本值得分享的好書。

期望《12位異鄉人，傳愛到台灣的故事》一書能夠喚醒你我，傳播更多「愛」的溫暖給需要幫助的人！

有感動就不遠

文／陳永興（羅東聖母醫院院長）

　　天主教靈醫會，是大多數台灣人還覺得很陌生的團體，但是這個團體所屬的外籍神父、修士、修女們，已經默默在台灣奉獻了60年。一甲子的歲月過去了，這些異鄉人遠從歐洲來到台灣，學台灣話照顧台灣的痲瘋病患、殘障者、智障者、結核病患、小兒麻痺兒童、失智老人、原住民、小朋友……數十年如一日無怨無悔，他們飄洋過海來到台灣苦難的大地，變成了比台灣人更愛台灣的異鄉人，可是有多少台灣人認識他們，記得他們呢？

　　二年多前，靈醫會現任會長呂若瑟神父來找我，請我到靈醫會所屬的羅東聖母醫院工作，我當時很納悶的問神父：「我既不是天主教友，也不是宜蘭人，您們怎麼會想到找我去羅東聖母醫院當院長？」神父告訴我：「因為我們這些從外國來的神父都老了，羅東聖母醫院長期以來一直照顧原住民和弱勢病患，我們經過打聽得知你也很關心這方面的醫療人權，所以覺得你來羅東聖母醫院應該很適合。」我當時愣住了，心想難道這是神的旨意？於是決定先去參觀一下再做決定。沒想到來到羅東一看嚇了一跳，聖母醫院的規模比我想像的要大很多，每天門診病患服務量將近2000人次，住院病床也將近600床，急診人次每天超

過100人次，員工人數將近1,200位，整個醫院忙碌不停，更難想像的是這樣的醫院竟然在虧損，原來神父們服務窮苦病人，鄉下偏遠地區的民眾付不起醫療費就成為他們的負擔，神父每天就是付出、付出，也沒有成本觀念或經營理念。

更令人感動的是靈醫會所屬的機構不只有羅東聖母醫院，還有在澎湖馬公的惠民醫院（從痲瘋病人開始到如今照顧離島地區老人復健和長期照護的工作）、照顧智能不足和多重障礙的小孩的聖嘉民啟智中心、照護老人的聖嘉民長照中心與瑪利亞長照中心、蘭陽青年會（蘭陽舞蹈團和幼稚園教育小朋友），以及聖母護專等社會福利和教育機構，60年來不斷地進行照顧弱勢的工作。除此之外，每天從聖母醫院派出兩部醫療巡迴車到山區醫療服務，即使颱風天、下大雨天也是風雨無阻，數十年如一日。

最後讓我下定決心同意到聖母醫院服務，是在羅東郊外丸山的山坡上，一群來自歐洲的外籍神父、修士埋骨於此的墓園，當我看到一整排十字架的墓碑上刻印著這些來自異鄉的外國人是如何為台灣人付出他們一生的青春和歲月，最後化成了台灣人靈魂的骨灰，躺在台灣苦難的大地上時，讓我更加覺得自己應該回饋給台灣社會和這片土地。

此外，我很驚訝的發現，在這一排十字架墓園中，竟然還有一格空著的墓地，似乎是上帝的呼召，等著我來躺在這兒。回到高雄後我跟太太說：「我想去羅東聖母醫院工作。」我太太很訝異的問我：「怎麼會想跑這麼遠？從高雄跑到羅東，是台灣的對角線，一趟路至少要花三個半鐘頭，你這樣來回跑會不會太遠太累了？」我說：「是有點遠，但

是義大利來的神父、修士、修女從歐洲來到台灣，都不嫌遠，而且一來就待了一輩子，死了也沒回家，我至少每一、二個星期還可以回高雄一次，我怎麼敢說遠呢？有感動就不遠！」就這樣我真的離鄉背井來到羅東，投入聖母醫院的行列，開始為上帝工作，服務偏遠地區弱勢病人。來醫院之後，我發現醫院內有院史館，裡頭收存著每一位在此奉獻並埋骨於此的靈醫會會士的照片和生平資料，每當我凝視著這些異鄉人，內心總有著深刻的感動，而一想到大部分的台灣人竟然都不知道他們的事蹟，更是感到十分慚愧！

因此在羅東聖母醫院58週年慶時，我就跟院內同仁提出「成立口述歷史小組」的構想，我說再過二年就是天主教靈醫會來台60週年了，身為羅東聖母醫院的同仁，有義務傳承早期來台的傳教士們「以病人為基督、服事弱小兄弟」的使命，除了提出興建老人醫療大樓的計畫之外，我鼓勵同仁採訪老病友、老同事，把過去這些比台灣人更愛台灣人的異鄉人，在這塊土地奉獻的事蹟記錄下來，希望出版一系列叢書來紀念這群撒下愛的種子的異鄉人，這就是本書《12位異鄉人，傳愛到台灣的故事》之由來。

我很感謝本書的作者群同仁，大家都不是專業作家，也不是學歷史的，但我們請口述歷史的專家蔡篤堅教授來上課之後，每個月召集同仁開會討論，分配工作分頭進行採訪和撰寫，最後終於有了成果呈現在讀者面前，雖然不是專業歷史學者的著作，但我保證這是令人感動誠心善意的結晶，每一篇文章都充滿我們深深的感恩和眼淚。

最後也感激董氏基金會願意幫我們出版本書，因為這可能不會是暢銷書，但我們相信這是有益台灣社會的好書，就像董氏基金會長期為台灣社會做好事一樣，我想《12位異鄉人，傳愛到台灣的故事》也像董氏基金會的同仁一樣，最希望帶給大家的就是健康和愛，讓我們共同努力說一聲：「有感動就不遠」。

誰才真正的愛台灣

文／黃春明（作家）

　　人，如果有真正的愛，無私的愛，他到哪裡，哪裡都可以成為他的家鄉。反過來說，人，如果沒有真正的愛，就算他沒有離開家鄉，那家鄉也不是他的。

　　台灣選舉的活動一到，我們最常聽到的，就是許多政客，站在眾人面前，透過電視，透過平面媒體，大聲疾呼：「我愛台灣！」、「我是呷台灣米、飲台灣水大漢（長大）的。」、「我是正港（正宗）的台灣人。」這些把愛字這麼美好的聲音，呼叫著成為塵世的喧囂，是我們司空見慣，耳熟能詳的。這些聲音話語，絕大部分都經不起檢驗，其後果也沒人追究，時間一過全都成為雲煙，不了了之。

　　愛是付出的行為，不是聲音大小，不是發聲頻數。《12位異鄉人，傳愛到台灣的故事》一書裡面介紹的12位異鄉人，他們奉獻了他們的青春，奉獻了他們一輩子最有作為的生命，為台灣成千上萬窮苦的百姓，從事醫療、傳遞醫療的技術和工作、以及啟蒙大多數人沉睡的大愛心靈。這本書是報導文學，裡面的人事物都是真實的。

　　我是羅東人，羅東聖母醫院是1952年創立，那時我已經是一個青年，雖然我沒去過那裡就醫，當時我的健康條件，也沒有必要去醫院看

病，但是那時候，聖母醫院的名聲，在平常不經意的情形下，就會從親戚、鄰居、有時只是路人甲的口中，聽到「聖母醫院」這個專有名詞，還聽到他們帶著神奇的口吻和感恩的心情，說出聖母醫院裡面醫師醫術高明、醫德高尚、看病救命第一、命比錢重要。那時台灣還是一個窮苦的農業社會，經濟條件不夠他們進入現代化的診所和醫院看病，唯一的途徑即是民俗療法、燒香卜卦，輕者變慢性病，重者延誤死亡。有了聖母醫院之後，情形改變了許多，所以聲名自遠播。台北縣、瑞芳、九份、金仔山一帶貧苦的礦工，那一個人沒病？那些人的壽命大部分都不到五十歲。那時候的台灣，特別是東部，交通很不方便，可是再怎麼遠，這些窮苦的百姓一有病，再怎麼跋山涉水都要到聖母醫院。那時在病苦的人際之間，口傳一句話：「去找聖母！」

政客能用閩南話、客家話、原住民各族群的話，由他們口中說出：「我愛台灣！」我雖然不是基督徒，還能引聖經裡面的一小段真言。哥林多前書第十三章，一開頭就說：我若能說萬人的方言，還有天使的話語，卻沒有愛，我就成了鳴的鑼、響的鈸一般。（只有吵吵鬧鬧）。

推薦序

異鄉人傳愛的絕響

文／黃勝雄（門諾醫院暨相關事業機構總執行長、神經外科醫師）

　　今天，在21世紀初，我們來回顧這12位靈醫會會士在台灣服事台灣人，到異鄉去傳愛的故事，以後可能再也看不到了。真的，我們要珍惜，這些傳愛的故事。依我個人看來，他們代表的才是真正「文明人」的故事。

　　文明（civilization），公認的定義是——人類從比較原始落後的社會，進步到更理性、有智慧，而在文化生活上，在物質生活上的進步。所謂文明的進步，除了在整體社區或國家，在科學上、在藝術上、文學上和政府服務組織上有相對的進步之外，最重要的是個人表現的文明舉止，尤其在於他是否能無條件去愛護弱勢的人，去愛與自己毫不相干的外地人或異國他者。能做到這樣，才是真正的人類文明。這12位靈醫會修士的工作和作為，是真正「文明人」的故事。

　　歐美文明國家在19、20世紀時，因其文化和宗教信仰，使他們的社會產生了願意犧牲自己物質享受的宣教士，而到比他們國家文明落後的地方去服事他人、去愛陌生人，台灣就是其中之一。如今，台灣的文明也進步了，我們在科學上、在藝文上都有相當的進展，雖然我們的政府組織在立法和司法上還有進步與改善的空間，但台灣和歐美已經相當

接近了，今日即便還有靈醫會的修士，他們也不會再派到台灣來了。所以，這些人在台灣服務奉獻的故事，將是異鄉人傳愛的絕響。以後再也看不到、聽不到了。

我很榮幸在這12位神父和修士當中，認識且見過3位。呂道南院長和傅立吉副院長，兩位神父在羅東聖母醫院時，都是台灣教會醫療院所協會我的好同工，他們樂觀又虔誠的個性，使人永不忘懷。另外，有一面之緣的柏德林修士—這位自稱為正港台灣人的修士，在丸山安養院和聖嘉民長照中心終身又忠心的服事，也都是我學習的榜樣！

願這本書，能成為台灣醫界從業人員的自我省思和路上的光，也是從事社工、社服人員們腳前的燈。讓我們全體台灣人，永遠紀念他們帶給我們的愛和熱情。

天主教靈醫會與羅東聖母醫院

　　12位無私奉獻在台灣這塊土地的異鄉人，他們都有一個與這塊土地結識的相同淵源，那就是隨著天主教靈醫會的腳步來到了台灣，而他們也是實踐天主教靈醫會「無私無我、犧牲奉獻的精神」的最佳典範。走入天主教靈醫會的發展歷史，這個傳愛的宗教團體，已經默默地為台灣這塊土地守護60年了……

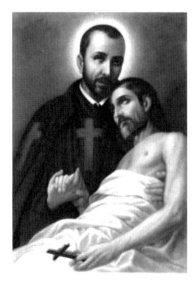

S. CAMILLO DE LELLIS
PATRONO DEI MALATI, DEGLI OSPEDALI
E DEGLI INFERMIERI

聖嘉民與靈醫會

　　天主教靈醫會是在1586年由聖嘉民・德・雷列斯 (St. Camillus De Lellis) 所創立。靈醫會以胸前和斗篷綴上紅色十字為會服，昭示他們以仁愛和犧牲為使命。聖願除了天主教修士固有的「神貧、貞潔、服從」三項之外，還加上「仁愛」，期許會士們盡心竭力為病患和窮苦的人服務，即使面臨生命危險，也不放棄，奉行聖經上耶穌所說：「你們為我兄弟中最小的一個所做的，你們

就是為我做。」（瑪竇福音25章40節）。靈醫會創立400多年後，目前全球40餘國都有靈醫會的蹤跡，至少50家醫院以聖嘉民為名，這些靈醫會會士們不求聞達於世，至今仍謹守在世界各個最需要他們的角落，默默從事醫療服務，守護病苦的大眾。

靈醫會在台灣

1952年，原在雲南從事醫療傳道的靈醫會會士們，因共產黨占據大陸，而被驅逐出境。來到台灣之後，見到遍地貧脊如洗，物質匱乏，於是選定當時極為落後的蘭陽平原落腳。當時羅東鎮上除了幾家診所之外，並沒有大醫院，於是靈醫會在當年6月15日籌設聖母醫院，並設有十二張病床。取名聖母，意指會士們願像母親對待子女般疼愛與照顧病人。

這間「阿督仔醫院」一開張，標榜窮人「看病不要錢、領藥不收費」，甚至還會把奶粉和漂亮的洋裝送給窮人們，於是遠近貧苦人家，蜂擁而至。

草創時期的聖母醫院，非常克難，開刀房沒有通風設備，連止血鉗都沒幾支，更別提手術常用的無影燈。夏天開刀時，在高瓦特燈下，醫護人員常熱得幾乎中暑，只好找冰塊墊在腳下消暑。小小醫院就靠十幾名會士與護士們日以繼夜地工作，除了看診、開刀與照顧住院病患之外，常得在半夜振筆疾書，到國外募款，幫醫院買藥品、設備與擴充病房。

由於醫術精湛，加上照護病患態度親切，很快地，聖母醫院就得到廣大民眾的信賴，除了蘭陽當地的病患之外，慕名從台北、花蓮、

台東與屏東來的病患也不計其數，甚至連菲律賓、馬來西亞等東南亞國家的病患都來求診。由於求診者日益眾多，聖母醫院也從草創的十二張病床，在安惠民神父及達神家神父的經營與管理之下，逐步擴建到三百床。

羅東聖母醫院之所以能威名遠播，主要得力於堅強的醫療陣容，包括內科的安惠民醫師、馬仁光醫師、何義士修士，外科的范鳳龍醫師，小兒科的呂道南醫師，護士巴瑞士、柏德琳、卡通靈，藥師梅崇德神父以及眾多慈愛的會士與護士們，像苦行僧一般，日以繼夜地醫治與照顧病患。

特別是名聞遐邇的外科聖手范鳳龍大醫師，每天照顧來自全國超過兩百多位病患，38當中總共開了八萬多台刀，足以列入金氏紀錄。

為了提升醫療技術與設備，以因應蘭陽鄉親日益增多的醫療需求，於1983年完成內科住院大樓，1989年完成外科（及門診）醫療大樓，1998年著手募款籌建重症大樓，2007年「范鳳龍紀念大樓」完工。並設立全宜蘭縣唯一的安寧照護病房，提供末期病患身心靈的全人照護。

除了羅東聖母醫院之外，1953年，由馬仁光醫師在澎湖馬公設立「瑪利診所」，於1957年擴建，成為「天主教靈醫會惠民醫院」，1990年擴建為現今五層的醫療大樓。何義士修士於1958年首度到澎湖馬公惠民醫院服務，1983年開始在惠民醫院擔任院長，總共在此長期服務達31年之久。

靈醫會在宜蘭的支屬慈善機構

靈醫會對蘭陽鄉親的醫療照護相當多元，分別於1959年設立丸山

分院（療養院），陸續收治肺結核病人，之後則為老人安養，先後由巴瑞士修士、卡通靈修士、柏德琳修士長期在此照護病人。之後，經募款籌建於2009年完成新大樓，新址位於三星鄉，更名為「聖嘉民長期照顧中心」。1970年代，呂若瑟神父等人就注意到澎湖許多殘障兒童無人照顧，且缺乏適當教育，而於1981年設立澎湖惠民啟智中心，展開殘障復健及教育工作。1987年呂若瑟神父於宜蘭縣冬山鄉創立聖嘉民啟智中心，開啟宜蘭的啟智教育及發展遲緩兒童早期療育之先河。之後，經募款籌建於2005年完成新大樓，新址與長期照顧中心比鄰而居。1977年則由謝樂廷神父創設惠民殘障服務中心，長期照護肢體殘障之病友。

靈醫會提供蘭陽鄉親的照護，也是身心靈全方位的，在羅東、冬山、三星和大同鄉每個村落都有設立牧靈的天主堂，除了提供宗教信仰、心靈撫慰之外，50多年來，不辭辛勞的山地巡迴醫療，同時守護原鄉民眾的身體健康，華德露神父是主要的代表性人物，也是大同鄉原住民心目中的「亞爸」，即「聖人」。

此外，靈醫會在提升蘭陽地區藝術與文化的水準方面，也扮演功不可沒的角色。1966年，由秘克琳神父創立蘭陽青年會，成立揚名海內外的蘭陽舞蹈團，培植國內眾多知名的舞蹈家，例如羅曼菲、許芳宜等，而且是宜蘭國際童玩節幕後推動最重要的功臣。

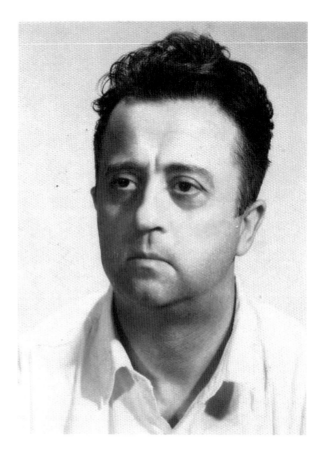

將一生美好時光
都獻給他的病人

完成8萬多件外科手術、1998年醫療奉獻獎得主

范鳳龍 醫師

1990年10月19日，蘭陽陰霾的午後，羅東聖母護校的禮堂內正舉辦一場殯葬彌撒暨告別式，可容納五百多人的禮堂內早已擠滿了臉色悲傷、神情凝重的群眾，有穿著粗衣拖鞋的鄉下人，也有衣冠楚楚的政要高官，禮堂外聚集了更多若有所失，甚至眼眶紅澀的群眾，他們不是被分配來充場面的學生，也不是來應酬的生意人，更不是死者的親人；他們之中許多是特地請假或翹班的公務員，更有些是放下一切，大老遠從中南部專程趕來的老婦人。

　　他們要告別、表示敬意的不是什麼顯赫大官，也不是當地的富豪，而是一個在台灣沒有家產、沒有親人的范鳳龍醫師。這位一無所有的外國人曾是他們生命中的大恩人，「從來沒有看過這樣好心腸的醫生！」、「我的生命是他撿回來的！」、「我兒子是他從鬼門關搶救回來的！」會場不時出現類似這樣的交談與哀嘆之語。不認識范醫師的人很難想像，遺相中那位看似不苟言笑的老先生，竟是這些湧自全省各地的群眾心目中慈悲的大好人，在聖母醫院員工的眼中，在老宜蘭人的心裡，范醫師是個傳奇人物。的確，他的生平、作為、脾氣，一直是大家津津樂道的傳奇。

不願加入任何黨派
遠離故鄉斯洛維尼亞

　　范鳳龍醫師原名叫若望（Janez Janež），1913年1月14日誕生於南歐斯洛維尼亞（Slovenia）的首都魯比亞納（Ljubljana）附近的一個小村子。

　　斯洛維尼亞是個天主教國家，而若望的母親是虔誠的天主教徒，

原期待兒子能當神父，但若望自認為不適合當神父而想去唸醫學院。當若望高中畢業後，把進醫學院的同意書拿給母親簽名時，她非常難過，並絕食三天。但若望也很固執，不肯妥協，陪著母親絕食，以表達自己堅定的意願。他安慰母親說：「將來我仍會去傳揚天主的福音。」果真他後來雖然沒在教堂的講台上傳教，但卻在醫院的病房中，用行動和愛心為天主做見證。

醫學院畢業後，范醫師先回故鄉擔任外科醫師，第二次大戰期間又被徵召入伍，不過卻因為不願加入任何黨派而被視為反對份子。1945年巴爾幹半島合併為「南斯拉夫聯邦人民共和國」，范醫師的故鄉斯洛維尼亞也被為共產黨統治，為了鞏固政權，共產黨開始剷除異己，名列黑名單的范醫師，此時也陷入危險中，為了躲避共產黨的迫害，范醫師決定揮別親友，遠走他鄉。

在雲南行醫認識靈醫會
最後輾轉到台灣宜蘭落腳

范醫師先後到達羅馬及阿根廷的首都布宜諾斯艾利斯，最後更前往中國雲南行醫，同時也在哪裡結識了遠渡重洋來傳教的靈醫會會士。

范醫師一到雲南，就立刻展開醫院的工作，剛開始時困難重重，外科部門病患很多，但開刀房設備卻不足、缺乏藥品，受過訓練的人員也很少。但這些困難都被范醫師一一克服了，他成立了開刀房技術人員培訓班，教導斯洛維尼亞修女們一些手術房的工作及手術後病人的護理。范醫師堅忍努力的工作，也獲得了相當多的認同，他是初學

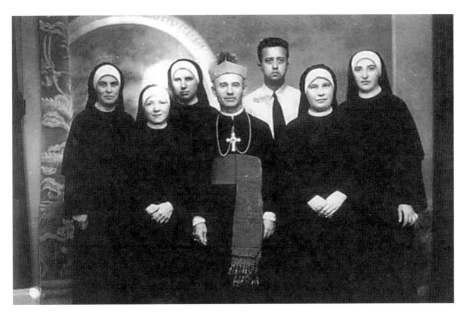

● 范醫師在雲南和來自斯洛維尼亞的紀勵志主教及修女合照。

者最好的學習榜樣。院外人士也感受到這一群人的熱心與愛心,協助
他們順利的接收了美軍基地遺留下來的一套新放射器材、藥品和手術
器械。

　　范醫師不屈不撓的毅力,使外科的工作很快就上了軌道,不少垂
死的病人得到醫治,他精湛醫術的盛名也隨之迅速遠播,病人從四面
八方湧向醫院,他不僅恢復病人的健康,也為教會做了最好的宣傳。

　　雲南人民純樸的本性和感恩的態度,讓范醫師心中留下了美好的
回憶,無奈好景不常,1949年「中華人民共和國」正式成立,中國被
共產黨統治,隨著政局的變遷,范醫師只好離開中國,跟著靈醫會輾
轉從香港來到了台灣宜蘭。

參與羅東聖母醫院的草創
醫術超群，聲名遍佈蘭陽平原

　　五十年前的宜蘭縣人口約二十六萬，當地只有幾間小診所，醫療資源相當不足。當時地方人士羅許阿隆聽說靈醫會想在台灣鄉下找個地方建立醫院時，便極力邀請他們到羅東來。1952年靈醫會在宜蘭縣羅東鎮租下「羅許阿隆博愛診所」，作為行醫傳道的起點，並聘許文政為管理醫師，梅崇德神父（藥師）為院長，於7月15日正式成立「聖母醫院」。

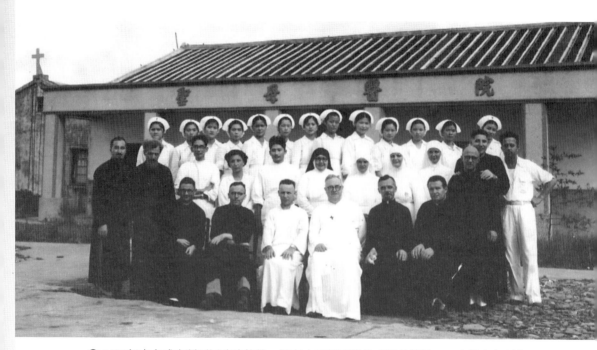

● 1952年由台式尖頂瓦屋改建的第一棟有十二張病床的「聖母醫院」。中排由左而右為：第一位為何義士修士、第三羅文堂、第四羅纖、第五許文政醫師，中排最右手插腰者為范醫師，旁邊為高安修士。

羅東聖母醫院成立僅三天，范鳳龍醫師就靠著簡單的設備，為一名五十歲女病患，開了來台的第一刀，取出重約十二公斤的子宮肉瘤。由於病患逐漸增多，同年9月靈醫會再向羅許阿隆博買下一間台式尖頂平房小診所，整修成一個有十二張病床的小醫院，並請女醫師羅纖幫忙看門診。

草創時期的聖母醫院可說是非常艱辛，不但開刀房沒有通風設備，連止血鉗也沒幾支，更沒有現代無影手術燈。夏天時，醫護人員在高瓦特的電燈下開刀，為了對抗暑熱，只好在腳下放冰塊消暑。雖然非常辛苦，但醫院中主事的神父、醫生、修士、修女、護士們無不上下一心，同甘共苦，樹立了良好的典範。1954年靈醫會總會長德裔美籍的馬義誠神父專程到羅東視察，被范醫師、神父、修士、修女們的努力而感動，同時也考量病患的需求，便開始到處募款，協助醫院擴建。

1955年，外科大樓建成，病床增至一百多床，聖母醫院的醫療服務也得以穩定下來，但這也使得范醫師的工作更加繁重。不久後，聖母醫院的名聲隨著范醫師成功的手術逐漸傳揚開來，蘭陽地區許多民眾皆慕名前來。

手術需要許多人配合才能完成，早期靈醫會有許多神父、修士、修女協助病人術前照顧、麻醉、消毒、器械準備、拉鉤、術後照顧等工作，一段時間後，台灣本地醫師、護士也逐漸加入。而協助范醫師最久、也最盡力的，就是來自義大利靈醫會的高安修士、張明智修士、巴瑞士修士、與柏德琳修士。除了這四位長期協助范醫師的修士之外，其他修士、神父，例如卡通靈修士、鮑志修士、王理智神父等人，也都曾到外科協助過。他們也都和范醫師一樣，以病人為重，不僅不分日夜的照顧病人，有時需要輸血時，也毫不遲疑的慷慨挽袖。

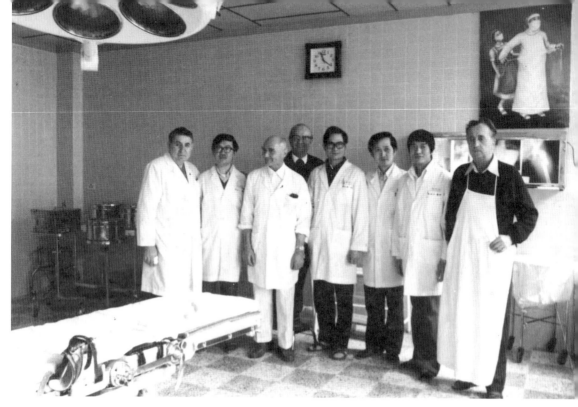

● 1970年代范醫師所帶領的外科醫師和助手，由左而右為：高安修士、張良一、巴瑞士修士、羅德信神父、李光雄、林進忠、陳振佳、范醫師。後上方牆壁上由朱培琛畫的圖是用來教學生正確穿手術服的方法。

全年無休持續服務38年
永遠將病患擺在第一位

台灣便利商店的口號是：「二十四小時、全年無休」，這也正是范醫師的生活寫照。每天一大早，范醫師就到病房查房，九點半開始門診，十點半幫病人照X光，十一點多先做些局部麻醉的小手術，中午休息一下，接著二點半又開始門診，一直到四點又進開刀房。從他日復一日，年復一年，幾乎沒什麼變化的生活作息中，就能了解范醫師在台灣38年的生活及工作概況。

范醫師行醫嚴謹，以及處處以病患為第一的態度，從很多例子中都可以看見。例如雖然是早上八點才查房，但七點多大家就開始準備，嚴陣以待，以免因為疏失而挨范醫師罵。醫護人員通常八點前就會把病房「清空」，也就是請家屬和其他閒雜人離開，接著整隊人馬和換藥車就開進病房。此時，范醫師一定會仔細查看病床前特製的TPR表（記錄病人體溫、血壓、心跳的總表，診斷、手術、手術日期及術後日期等），來了解病患的狀況。有一次，一名病人早上開始發燒不適，范醫師查看他的體溫表，發現夜班護士漏記體溫，於是馬上叫她從宿舍回來，嚴厲的斥責。

另一個查房的重點是檢查開刀傷口，范醫師不只觀察病患的外觀，還會要求護士當場把傷口的紗布、敷料打開，看看恢復情況如何。有時傷口感染發出一股怪味，當大家都避之唯恐不及時，范醫師卻反而更接近病患，先聞一下傷口的特殊味道，接著就會告訴在場的醫護人員，這可能是什麼細菌感染，要怎麼處理等等。偶而有一些菜鳥護士，不知道有些傷口的滲液和發炎反應都會讓紗布黏住，所以為病人換藥時，撕下紗布的動作不夠輕柔，導致病人痛得唉唉叫，此時范醫師會大聲斥責護士：「換藥時，妳要想這就是妳的腿！」

范醫師查房時也會注意護理人員的服裝儀容、指甲有沒有修剪、手有沒有洗、衣服鞋子是否乾淨整齊等細節。有些新來的護士不曉得范醫師的習慣，鞋子沒擦乾淨，第二天，范醫師就會送她一盒小禮物，不明就理的人一開始會受寵若驚，等到打開盒子，發現是鞋油，反倒羞愧不已。

除了查看病患復原的情形之外，「探訪民情」也是查房的目的之

一。在沒有健保的時代，住院、開刀、買藥對窮困的人家而言，是很沈重的負擔。有些經濟困難的病人，可能會半夜偷跑回家，范醫師擔心病人沒有被妥善照顧，病情可能惡化，所以若發現病人有經濟上的問題，他就會想辦法，不著痕跡的拿錢給病人。

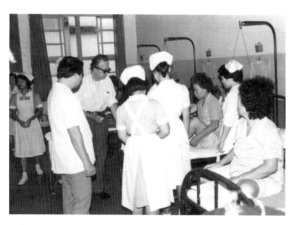

● 范醫師查房兼探訪民情（圖中戴黑框眼鏡者）。

曾在聖母醫院擔任救護車司機的許榮輝提到，有一次范醫師查病房時，看到一個疝氣開刀的小孩，不只衣服破爛，病床旁的桌子也沒擺什麼食物或玩具，而且衣櫥裡也空無一物。查完房，他就回宿舍拿了一顆蘋果給那個小孩。

另有一次，有位病人的病情較嚴重，范醫師交待需要打營養針，家屬聽到，就急忙說病人身體還不錯，可以不用打營養針。經過一番解釋，才知道原來家屬擔心醫藥費太貴，怕負擔不起，范醫師於是告訴家屬，打針不用再付錢。幾天後，病人情況好轉，范醫師認為可以不用再打點滴了，沒想到家屬卻說，病人還很虛弱，要再多打幾天。

范醫師經常親自為病人做上消化道的透視X光（fluroscopy），由於當時設備簡單，X光室不但沒有遙控裝置，也沒什麼防護設備，加上范醫師不喜歡穿鉛衣，因為會影響活動的靈巧度，所以他和病人一

樣，暴露在放射線中。病人一生也許只照一兩次，而范醫師則是每天作，每天暴露在放射線中。

在開刀房裡，因為只有一個手術台，所以開完一個病人，須馬上進行下一個，幾乎沒有間斷。因為甲狀腺手術較精細，須在手部靈巧、腦袋清楚的狀況下進行，所以范醫師通常會排在當天的第一台刀。接下來是開腹部手術，骨科則放在最後，因為骨科手術要動電鋸、打釘子，開完刀後手酸人累，不適合再做其它精密的手術。

下午四點之後，開刀房的工作人員神經都會繃緊起來，因為手術是攸關生死的大事，錯了一刀、慢了一步，可能就誤了一命，所以范醫師在手術房要求非常嚴格，一進開刀房，經常會六親不認。范醫師不太喜歡下指令，因為太慢了，所以助手們一定要察顏觀色，看手術進行到那裡，就要把東西準備好，范醫師一伸出手，馬上就要把正確的東西遞到他手上，而為了避免意外狀況，手術進行時大家經常都不交談，只憑著默契完成。

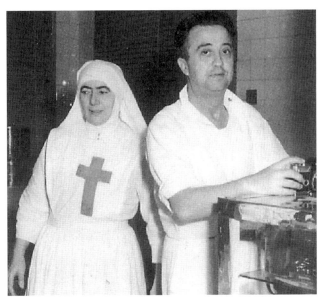

● 手術前準備相機，為特殊案例留下紀錄，左側為手術室得力助手之一陳龍妮修女。

服務就像24小時的超商
78歲仍半夜為病人開刀

　　年輕時，范醫師不吃晚餐，晚上七、八點左右他會抽空喝個咖啡，再繼續開刀。年紀較大之後，為了保護胃，他才吃點簡單的食物。手術通常到晚上十點才結束，所以范醫師要到十一、二點才能休息。當有急診病人需要開刀時，范醫師不會因為自己累了，或時間晚了，就拖到明天，他一定會安排緊急手術，所以有時甚至到凌晨五、六點才能休息。助手常累得眼冒金星、兩腳發軟，但第二天，范醫師還是能準時查房。

　　范醫師喜歡音樂，這不僅抒解開刀房的壓迫感，也成了醫院員

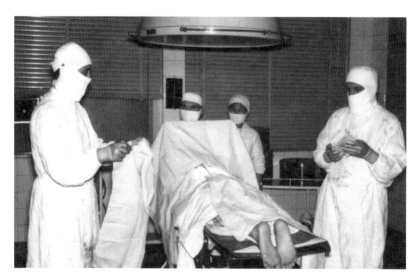

● 范醫師（左）和王理智神父（右，也是外科醫師）在舊的開刀房中準備幫病人脊椎開刀。

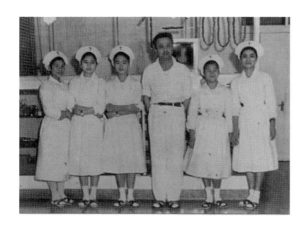

● 1962年，范醫師完成一千個胃部手術與醫護人員慶祝的照片。照片右上用紙花編出1～1000。

工的精神指標。在辦公室上班的李富美回憶說：「每當大夥加班疲倦時，就會暫停下手上的工作，聽聽擴音器的音樂是否還在響，如果是，精神就會好些，因為那個無給職、無休假的巨人還在為病人辛苦，我們也就不好再有怨言了。」

開完刀後，已是夜深人靜，這時范醫師若不覺疲累，就會祈禱和讀書。值夜班的同仁有時會看到范醫師一個人在病房後方的走廊上，踱著方步，為擔心的病人、為自己發過的脾氣念玫瑰經。他這個習慣也許是受到母親或紀勵志主教的感動所影響。

即使范醫師的醫術高明、工作繁重，一有空閒，他還是會研讀醫學新知，學習最新的手術技術。他的宿舍裡，除了一套斯洛維尼亞著名作家甘格（Cankar）的作品之外，就是一堆德文的醫學書籍和外科雜誌。

在沒有7-11的年代，范醫師已有全天候二十四小時服務的精神。每天查房，換藥，沒有假日，沒有休息日；星期日沒門診，仍要查房。自己身體不舒服還不休息，一樣按時間去看病人，有一回自己的

腳受傷了，還拿著拐杖去查房、換藥。他曾經寫信給親友們，描述他的工作與壓力：

　　我剛來不久，已經有好多事要告訴你們；快樂的和悲哀的。這裡有太多的工作，是我在別的地方未曾經歷的；有時一天要開十多次刀；這裡的病人比別處的更瘦弱，可能是因為天氣的關係，外面非常悶熱；手術房裡也是一樣，手術進行時，我不停的流汗。

　　手術過後，有時我很惶恐，因為病人有太多的問題，使我無法入睡，勉強睡著了會突然醒來，頭很疼還想再睡，但責任在鞭策我，八點鐘我該開始照顧一百八十位病人，有助手和護士與我一起，但我若不在，他們也都不在，留下病人在等候，於是我只好吞兩粒藥丸防止頭痛，隨即起身。

　　二十四小時隨傳隨到、不在乎待遇、默默奉獻一生、救過很多人

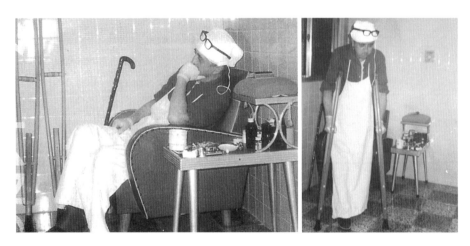

● 范醫師晚年生病時仍守在開刀房，走遠路柱雙枴杖；近路則柱一根小枴杖。左圖可看到右腳紅腫的樣貌，茶几上盡是菸蒂和藥水，他把生命的所有都獻給病人。

的生命，這就是他的一天，也是他的一生。

　　去世前一個月，78歲高齡的他，有時仍會半夜起來為病人開刀。9月11日他告訴呂道南院長及李智神父：「抱歉，我知道自己身體不好，我可能再也不能工作了。」他感謝別人的幫忙，感謝天主的照顧，他並沒有為自己的病情感到難過，唯一放不下的是，再也不能幫助病人了。9月14日，他強忍著病痛開完最後一台刀之後，就再也沒有站到手術台上，當自己的病情轉劇時，他面對死亡絲毫沒有畏懼。「我就要離開你們去那個較好的地方了」，他仍一本風趣口吻說：「我走了之後，你們不要幫我立遺像，活著時我可以每天洗澡，立了

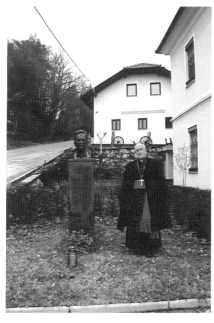

● 斯洛維尼亞，聖海倫教堂旁立了一尊范醫師的雕像，以紀念他的偉大事蹟，旁邊站著的則是該區的主教。

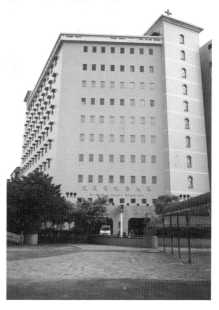

● 為紀念范醫師的偉大事蹟所募款籌建的「范鳳龍紀念大樓」。

像，每天在室外風吹雨打，又沒有人幫我洗澡」。10月7日當他告解完並領聖體之後，就視死如歸瀟灑的說：「我已拿到了通往天堂的門票」。1990年10月11日，他安靜的到那最美好的天國。

■ 愛病人如己
用行動立下一個偉大的典範

與范醫師共事過的醫院老員工對他的印象是又敬、又怕。怕，是因為他對員工要求很嚴格，做錯了就會挨罵，而且還罵得很兇，有些醫護人員因而不願到外科，甚至離開聖母醫院。敬，是因為他豐富的醫學知識、高超的開刀技術、「病人第一」的態度、和以身作則的典範。

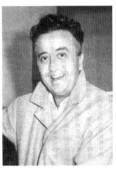 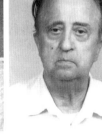

●中年的范醫師。　●晚年的范醫師。

為了病人好，所以不能做錯事，不能慢慢來，不能隨隨便便，他的嚴厲不只對員工，對自己的要求也很嚴苛。在病房工作多年的護理人員對范醫師的印象是，病人有問題，要儘快通知他，他就會馬上來，若沒有通知他，事後讓他知道，反而會挨罵。有一次開完刀的病人傷口裂開，范醫師一聽到，褲子沒穿好就衝到病房，可見在他的心中病人安危最重要。

「病人第一」的另一個表現是對他們在金錢上的援助。在沒有

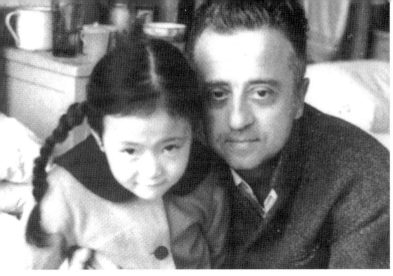
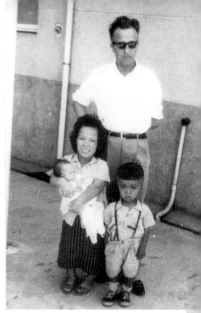

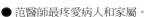
● 范醫師最疼愛病人和家屬。

全民健保的年代，看病要付現金，許多窮苦人家生病沒錢醫治，看了病，聽說要住院開刀，就推說有事要先回家處理，然後再也沒有出現。范醫師看過許多例子，所以對面有難色的病人特別敏感，不因病人沒有錢而不理他，反而還會想辦法偷偷拿錢給病人。在凡事精算成本的現代醫院經營原則下，他這種舉動簡直是不可思議，但卻在醫護人員的心中建立了難以遺忘的典範。

在台灣三十八年的歲月中，范醫師總共完成了八萬多件外科手術，不過他卻沒有想要從中賺錢，或得到聲名。這些手術有許多是醫學上罕見的病例，但他卻不願上媒體宣傳，也沒有在醫學文獻上發表。就像他暗中掏錢幫助那些貧困的病患一樣，左手作的好事，他不讓右手知道。

范醫師很少表達他個人的意見，他拒絕記者的訪問，只喜歡默默的工作，這更增添別人對他的誤解和猜疑。如果我們能由病人的角度去了解他的所作所為，就會明白那些特立獨行的脾氣並沒有什麼不

對。曾有美國《時代雜誌》（TIME）的記者來訪，他卻避不見面；美國的朋友曾經想推薦他角逐諾貝爾和平獎，也被他婉拒。雖然范醫師在去世後八年榮獲第八屆醫療奉獻獎，但是了解他的人都知道，如果他還在世，說什麼他也不會去領獎。

晚年他給林塞克神父的信中寫道：

我懇求你，不要再寫關於我的事了，拿我當偉人沒有意義，因為在醫院裡我只是個工人。若我為傳教週刊寫過什麼傳教的事，那只是為了報答曾經幫助我來到中國的人。至於廿五年來發生過多少事，有些我在信上談到了；但是最美麗的事，是每個人自己保留著。我不能期望假期，我的生命是獻給在這裡的病人。將來我只有一個願望，大步走到永恆時，我還在工作。

不善言詞的范醫師，用一生的行動樹立一個簡單而偉大的典範：醫生最重要的目標不是金錢、聲名、權力，而是「愛病人如己」。

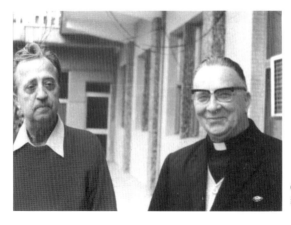

● 范醫師（左）與他同鄉朋友馬義誠神父在聖母醫院合影。

范鳳龍醫師大事紀

1913年1月14日	誕生於斯洛維尼亞（Slovenia）的首都魯比亞納（Ljubljana）附近的一個小村落道思高（Dlosko）。
1931年	進魯比亞納大學醫學院。
1937年	在奧地利的格拉茲（Graz）大學畢業，轉往維也納學習輸血，回到斯洛維尼亞的魯比亞納醫院任外科醫師。
1945年	范醫師得知被共產黨列入黑名單，開始逃難的生涯。
1947年	前往阿根廷的首都布宜諾斯艾利斯從事醫療工作。
1948年 9月	到達雲南昭通醫院，和其他天主教靈醫會會士們一起開展醫療服務的工作。
1952年 5月	范醫師和天主教士們逃到香港，6月輾轉到台灣，7月15日在羅東一間簡陋的小診所內，聖母醫院正式成立。3天後，范醫師劃下第一刀，為一婦人取下碩大的子宮肌瘤。9月再買下一間平房，整修成12張病床的小醫院。
1960 年 5月8日	母親去逝。
1963年	范醫師和張明智修士同獲頒第六屆全國好人好事代表。
1968年	教宗頒給范醫師騎士勳章。
1988年	衛生署頒發「從醫五十年成績優良獎」。
1990年 10月11日	病逝於聖母醫院，安葬於冬山鄉天主教公墓。
1998年	死後8年，受頒醫療奉獻獎。

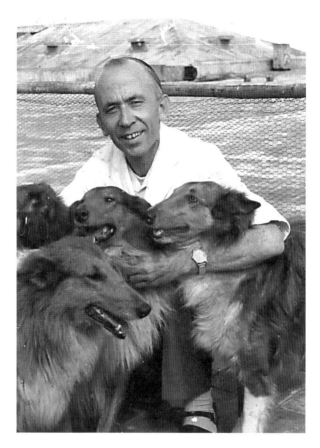

比台灣人更像
台灣人的醫師傳教士

1999年醫療奉獻獎得主

馬仁光 修士

馬仁光修士（Br. Marinello Renato）於1922年3月3日出生在義大利東北部Veneto省的Vicenza。由於家中手足眾多，只要有人生病，經濟就會陷入危機。馬修士說：「母親生病過世時，自己站在家門口，望著眾多手足忙著喪禮時的無助、徬徨……，總期待能為家人做些什麼！」

　　年幼喪母的馬修士在十三歲時宣誓加入靈醫會，二十二歲時發願為靈醫會會士，以醫療傳道為其此生的使命。1948年，

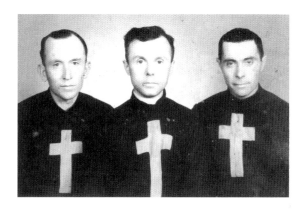

● 年輕時的馬修士（左一）。

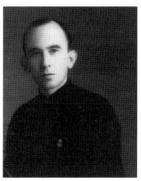

● 年輕時的馬修士。

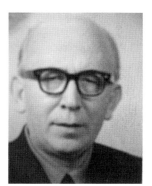

● 中年的馬修士。

二十六歲的馬修士從羅馬的醫學院畢業，經過短期訓練，即被靈醫會指派到大陸雲南，展開以醫療服務世人的生活。

飄洋過海到雲南
翻山越嶺的行動醫療

「大理國──雲南」是金庸筆下的香格里拉，但1945～1949年，正是末代「雲南王」及雲南省建制的過渡時期，當時政經情勢動盪不安、民生寥落、遍地貧病。1948年，馬修士飄洋過海來到此地，與首批到達的五位會士會合，成為當地醫療工作強而有力的生力軍，並且開始了翻山越嶺的行動醫療。

1949年，雲南在政治上遭逢國共交替變化，最後「雲南王」選擇親共，會士們的醫療工作也因而受阻，於是在1952年全數遭到驅逐。因此馬修士與靈醫會會士再度飄洋過海、翻山越嶺來到台灣，開始了天主教早期在台灣的醫療服務。

落腳菊島行醫6年
開創辦「瑪利診所」服務

1952年初，來到台灣的靈醫會會士選擇了當時較落後的羅東落腳。不過馬修士於1953年，又被派往更落後的「菊島」澎湖。當年澎湖縣人口近五萬人，居民以捕魚及務農為主。50年前，漁村及農務的生活都相當困苦，加上各式傳染疾病甚多，如霍亂、肺病、痲瘋病、

小兒麻痺等，馬修士於當年5月創辦「瑪利診所」，並展開澎湖的醫療服務。

羅德信神父也在當年8月加入澎湖的醫療服務，二人定期下鄉進行巡迴醫療，在窮鄉僻壤，為貧病者免費施醫，並與當地居民共同翻修村落的聯外道路，甚至協助修建住屋，深刻地融入當地的生活。因

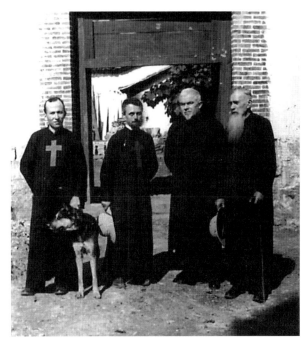

● 在雲南工作的馬修士（左一）。

此，當年的「瑪利診所」，不僅是看病求診之地方，更是與居民博感情的所在，深獲居民信賴。

為了因應居民及病患越來越多的醫療所需，「瑪利診所」在1957年擴建，並且改名為「天主教靈醫會惠民醫院」。惠民醫院收容不少痲瘋病患、小兒麻痺、肺癆病患。馬修士於1959年返回羅東聖母醫院，在澎湖的醫療服務，總計6年。

1959年，馬修士回到羅東聖母醫院，主要負責內科診療工作，與當時的外科范鳳龍醫師成為醫院的兩大招牌，因而有「一內一外，內外雙雄」的稱號，羅東聖母醫院也因二位大醫師而名聞遐邇。

獨特的馬氏管理模式—病人優先

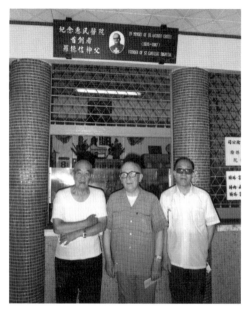
●馬修士於澎湖惠民醫院與病人合影。

馬修士在醫院管理上有所謂的「馬氏管理」模式，醫病關係的互動上，更是獨一無二的「馬氏情誼」，在員工、病人的心目中，他是主管、醫生、是朋友，更是一位親人。

曾和馬修士共事過的老員工回憶，在看病的時候，馬修士是一個非常嚴厲的上司，工作要求嚴謹，特別是與病人互動時，醫院同仁絕對不能和病人「大小聲」，否則，就會被當場罵得狗血淋頭。

此外，馬修士要求員工務必讓病人方便，例如醫院領藥處必須一直開放，直到中午的病人都領完藥才可以休息。他認為，只要同仁們加點班，病人就可以早些吃到藥，特別是一些遠途而來的人，早些拿藥、早些回去休息，病就可以好的快一點。

馬修士對病人的感受非常纖細敏感，在診間，除了他跟患者的對話之外，如果還出現其他干擾的聲音，護士鐵定少不了一頓罵！

2003年，當時的內政部長余政憲親自頒發永久居留證給聖母醫院

6位對台灣有重大奉獻的修士和神父。馬修士在領完獎，輪到其他神父致感謝辭時，竟然迫不及待離開現場，讓與會人士一陣錯愕。護士問他說：「馬修士，你要去哪裡？」直爽的馬修士嘟著嘴說：「我要趕快去門診，還有很多病人等著我看病。」

獨特的馬氏管理模式二
時間管理

　　馬修士除了愛心滿溢與醫術高明之外，還講求紀律與規矩，或許這才是他能夠持續半世紀服務病人的關鍵。呂若瑟神父說：「馬修士希望自己的工作更充實，因此，他安排好每天的時間，而且像時鐘一樣準時，即使我們沒有帶手錶，也可以因為看見馬修士正在幹什麼而知道時間！早上七點二十分一定看聖經、八點整吃早餐、十點二十分抽菸休閒、下午五點看書、晚間在客廳分享，九點到九點半看電視台地方新聞，數十年如一日。」

　　馬修士對員工的時間管理也甚為嚴謹，老員工說：「馬修士不允許同仁以『時間』來推諉工作或學習，因為『時間』是自己可以安排與管理的。」

獨特的馬氏管理模式三
信任管理

　　馬修士對員工較嚴格，但也有溫馨的一面。一位已退休的病歷室

員工表示，當員工加班時，他都會買許多可口可樂去慰勞他們，並叮嚀「不要太晚回家喔！」當工作人員生病時，馬修士總會於看診時、或看診後關心員工，並送「私房藥」給員工。

林修女回憶說：「馬修士常常帶員工到縣境內的風景去郊遊，包括四季、五峰旗、雙連埤、武荖坑……，幾乎宜蘭每一個景點都去遍了。每回馬修士總是交代我多準備一些食材，因為他希望同仁們吃得滿足、玩得盡興，讓長時間處於辛苦緊張的醫院生活，可以暫時得到鬆弛休息。」

獨特的馬氏管理模式四
貼心管理

馬修士除對員工個人的關心，也關心員工家屬及重視員工的家庭生活。他喜歡假日帶同事出遊，而且通常會交代以未成家者為優先。為什麼有家庭不能優先呢？馬修士說：「成家的員工，一週工作六天，只剩一天陪家人，如果再剝奪他們的假期，那是會影響家庭生活的。」資深員工桃姨表示：「員工家屬看診後，馬修士總會追蹤詢問員工其他家人的狀況。」

他自己是神職人員，卻鼓勵同仁們組成家庭，甚至幫員工舉辦未婚聯誼活動，每次碰到單身同事，總愛叨叨絮絮：「有沒有對象啊，快點結婚啊…」。甚至直接在櫃檯就對著女同事自言自語：「我探了那個男的情況，人很好，但有小孩，要多考慮一下喔！」。馬修士平常很不喜歡同仁請假，總喜歡叨唸請假的人：「請假第一，生病第

二，上班第三。」但若說是去約會，那他一定准假，像極了總是擔心女兒嫁不出去的老爸，真是體貼到心坎裡。

■ 獨特的馬氏管理模式五
幽默管理

　　馬修士於工作上要求嚴厲，但也有柔軟、風趣的一面。譬如有一次，馬修士中午回到會士餐廳吃飯，隔壁病歷室一群女同事正在喧嘩打鬧時，突然氣窗潑下來一道水花，嬉鬧的氣氛霎時被澆熄。這群女

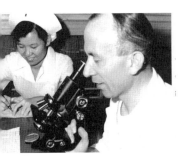
● 馬修士對護理人員進行教學。

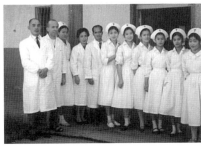
● 馬修士（左）與護士合照。

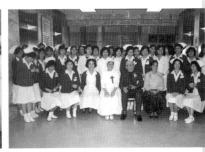
● 馬修士與門診部員工合影。

生心有不甘，居然也朝會士餐廳潑去一桶水，之後馬上作鳥獸散。下午時馬修士問她們：「是誰潑的水啊？」等到有人承認，心想這下完了之時，馬修士卻促狹地說：「請你下次不要潑那麼多水啦！」

　　舊門診時代馬修士的診間與病歷室相鄰，中間隔有一道四角號碼的活動式病歷牆。偶爾工作人員嗓門大，忘了控制音量而干擾到診間時，馬修士會走至病歷室，提醒或開罵。為了不讓馬修士可以隨意進

出病歷室，工作人員於是將活動病歷牆空隙縮小，只能讓門診小姐側身可過，但身材肥胖的馬修士則無法通行進入病歷室。馬修士心知肚明，總會玩笑式的問：「這四角號碼牆，還會走路喔！」

有一次院方舉行彌撒，馬修士的褲子破了一個洞，沒有人敢告訴他，最後有名護理長忍不住地告訴他，但馬修士卻開罵：「你們望彌

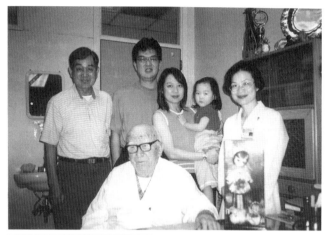

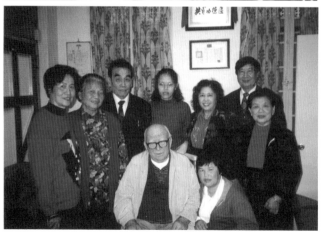

● 馬修士與病人親如家人般的合影。

撒時不看神父，卻看我的屁股做什麼？」

遇到窮人直接簽名打折
生命不是以金錢來衡量

陳永興院長說：「馬修士是我們醫院照顧過最多病人的醫師，也是最會照顧病人的醫師，是最令人懷念的病患之友。醫術醫德兼備，不就正是對醫生的最高禮讚？」

桂蓮護士認為：「馬修士為醫病關係，做了最好的示範，把每一位病人當做天主般來照顧，認為生命是平等的，不能以金錢來衡量價值。」

幾乎每一個認識馬修士的人談到他，一定會提到：「遇到窮人就直接簽名打折」、「光用看的就知道這個病人家裡經濟有困難」、「看病也看心」……，這些流傳在醫院、鄉里的馬氏作風，道出了一段段「馬氏情誼」的醫病故事。

鐵馬行醫
騎單車上山看診送藥

1950年出生的林先生，年幼時因為家貧，全家人過著有一餐、沒一餐的日子。1972年，林先生在小金門當兵，母親因心臟病發而求診馬醫師。林媽媽總是有錢才到醫院看病，沒錢就不去，馬醫師知道後，就會在星期天從羅東騎腳踏車至山上為她看診、送藥，前後持續

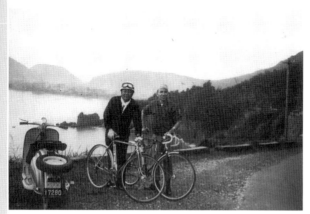
●追風騎士馬修士（右）。

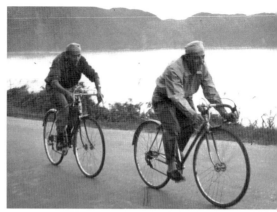
●追風騎士馬修士（左）。

2年不間斷。林先生退伍後，母親念念不忘馬修士的恩情，常提醒孩子們得感念救媽媽命的恩人。林媽媽、林爸爸後來因年歲大，且下山求診不易，二人就在羅東租屋就近看診，直至2003年林媽媽過世前，林家父母大小毛病一定先找馬修士。

■ 替北上工作的畫家
照顧家鄉的孩子

　　1960年代，三十餘歲的朱老師，原從事電影海報繪製的工作。五年後，他自行創業，但因錯估創業風險、財務控管不當，又加上當時三個孩子陸續出生，因此面臨經濟危機。因為經濟壓力，朱老師搬離市區，轉租偏遠鄉下房子，沒多久後，朱老師也離開羅東，隻身北上。馬修士知悉後，帶了當時醫院的牧羊犬到老師的租屋處，並且告訴孩子們：「你們的爸爸因工作到外地，現在居住的地方雖離市區

遠，我帶這隻牧羊犬來陪伴你們，你們不用害怕。」

「馬修士總是騎腳踏車，帶著蘋果或藥到家中探視孩子們。」老師回憶馬修士對家人照護之情，難以忘懷。不久後，朱老師返回宜蘭，醫院則常透過馬修士請朱老師為醫院作聖像畫、病房標示、修會會長肖像等等，逐漸的，老師的工作室業務也漸趨平穩。

■ 刑事組長與馬修士
■ 一生的莫逆之交

1980年，龔先生擔任羅東分局刑事組長，有多次十二指腸潰瘍、胃潰瘍及三次胃出血狀況。每回看診時，馬修士總會提醒：「工作忙，身體也得注意，再出血不止，就須考慮開刀喔！」龔先生因為擔心工作不肯開刀，只好經常找馬修士看診。有一次胃不舒服，看診時馬修士詢問解便狀況，答案是：「黑便多日」，因此再次建議他到外科看診，工作繁忙的龔先生卻仍然不願意去。馬修士於是告訴他：「先幫您打點滴，如仍不舒服，明天再來打點滴。」結果第二天還是不適，於是再度到醫院找馬修士打點滴，就在此時，巧遇范鳳龍醫師，范醫師見狀告知病情嚴重性，說明後即安排住院開刀。龔先生回憶當年手術是人生中的生死關頭，如今想想當時能巧遇范醫師，「冥冥之中，或許是有人刻意安排」。

退休後的龔先生，常因大小毛病看診，同時兼看老朋友，不看病時也會在老友咖啡時間（看診中場休息時間）一起喝個咖啡閒談。龔先生：「有一年因當選模範警察而到歐洲考察，回國後帶了馬修士家

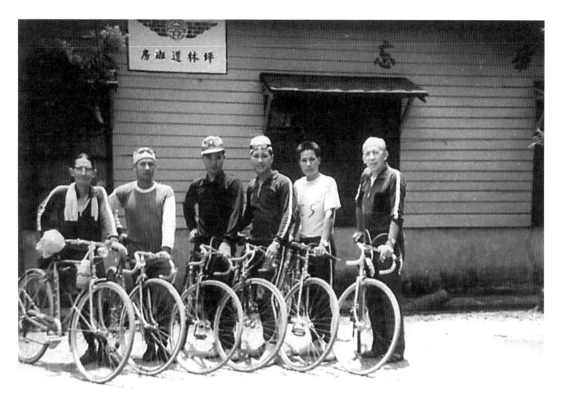

● 追風騎士馬修士（右一）。

鄉的酒給他，看到對方愉悅的神情，覺得很感動。」因為馬修士將一
生奉獻給蘭陽鄉親，其服務是無私、忘我且無我的，當看到故鄉的名
酒，睹物思鄉的神情，令人難忘與感動。他還說：「一個人一生須有
三種朋友，警察、醫生、神父或修士。警察能保護我們的人身安全，
醫生守護我們的健康，神父修士堅強我們心靈與信仰。我自己是警
察，有許多警察朋友，很幸運有馬修士這位兼具健康守護與堅強心靈
信仰的朋友，讓我這一生感到滿足。」

孩子心目中
最親切的馬爺爺

1979年間，楊老師五歲的大女兒開始出現抽搐、熱痙攣等症狀，經確診為癲癇症，雖有藥物控制，但仍時有狀況發生，最高紀錄是一天找馬修士四次。「小小女娃印象中的馬修士，是一位會逗人開心、會給蘋果的馬爺爺而非醫師」、「會給蘋果的馬爺爺就這麼一路關心大女兒，即使因中風臥床且無法應答，但在床邊告訴他女兒的狀況時，馬爺爺竟然眼角流淚！真是令人感動！」楊老師說。

1991年間，楊老師的小兒子確診為腎病症候群，治療過程中馬醫師一句：「每個人肩上都有個十字架，您要把心調好，不然您會擔不起」。兒子持續2～3年的求診，加上女兒的突發狀況不斷，一個身心飽受煎熬的母親，竟因一句關心與鼓勵的話，勇敢扛起了肩上的十字架。

照顧貧病的一家人
比阿爸更像阿爸的恩人

「1950年代，因家住聖母醫院附近，時有親友因求診而借住家中。小時常看到母親拿親友使用過、並裝有帶血痰液的桶子或盆子，往家門前的溝渠傾倒。不久後即發現母親久咳、身體虛弱，接著也開始看醫生或住院。家中六個小孩年幼又體弱多病，經常一家大小接續看診。當年在中興紙廠工作的父親，得扛起一家近十口的生活，以

及母女六、七人的醫療費，負擔非常沉重。馬修士常將醫藥費打折或不收錢，分擔了爸爸的經濟壓力。」曾在聖母醫院病歷室工作的麗卿說。

「當馬修士向我提及：『要不要到醫院工作？』，父母親馬上答應。到醫院工作後，母親與馬修士的醫病關係仍持續，但醫療費負擔大為減輕（員工眷屬的優免）。母親長年因肺結核而導致肺部功能不好，常於丸山住院一年半載，期間幾次夜間的生死關頭，都是馬修士救回。」

每次麗卿的家人聚會前，父親總會提醒他們：「您們的母親能活到八十歲，您們要感謝聖母醫院，尤其是馬修士及柏修士，馬修士對黃家是比恩人還更是恩人的恩人。」

「馬修士是一個嚴父、慈母、嚴厲的上司、是一個好朋友，當我十七歲進入聖母醫院大家庭，遇到馬修士開始，就覺得人生因為有他的參與而圓滿無憾。」

「說馬修士『比阿爸更像阿爸』也不為過，那時代的父親是只會『敲頭、打人』，但馬修士卻會教導、關心與疼愛。」

愛騎鐵馬的追風騎士
也是精通各種樂器的音樂天才

馬修士喜歡欣賞湖光山色，看病及課餘時間，會帶著修生及好友一起騎腳踏車，跑遍了宜蘭的山邊海角，甚且遠征陽明山、日月潭。潘正吉教練說：「馬修士總是像兄長一樣，帶著我們及同事一起騎腳

踏車，往北經山線走北宜公路至坪林、石碇，甚且到台北車站，再由
火車站搭火車回羅東；海線則走濱海經外澳、大里、福隆再搭火車回
宜蘭；往南經蘇澳至東澳；往西北由三星天送碑、大同四季、員山雙
連埤等。他一路騎著鐵馬，會隨口哼唱義大利民謠、或停駐溪旁歇腳
休息、或專注追風騎乘。」

　　楊家門神父談到這段「腳踏車歲月」，臉上盡是「驕傲」的神

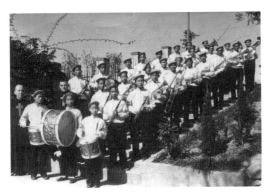
● 馬修士與樂團成員。

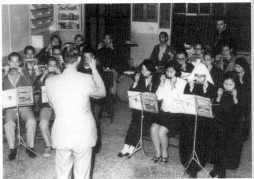
● 馬修士指揮樂團練習。

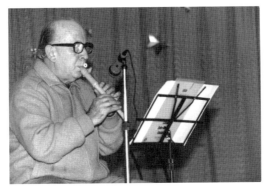
● 馬修士吹笛子。

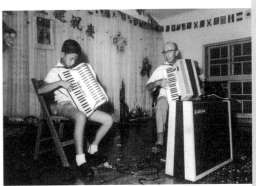
● 馬修士教小孩彈琴。

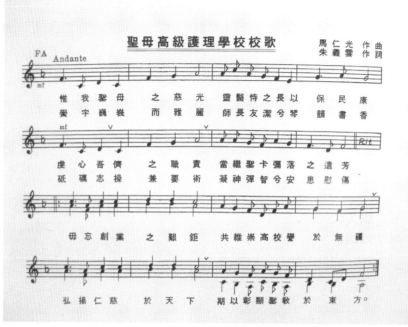

● 馬修士作的聖母護校校歌。

情。「當時路上沒幾部賽車型自行車，跟著他騎車在公路上追風，跟公路局尬車，很威風的……」。

　　卡通靈修士說：「馬修士是個音樂天才，會作詞作曲，精通風琴、手風琴、直笛、黑管等多種樂器，尤其到七十多歲還無師自通，學會古箏。他一生編了無數的聖樂榮耀天主，自己創作的歌曲多達十餘首，連聖母護校的校歌，都是馬修士的創作。」

　　楊家門神父也說：「過去馬修士健在時，每日清晨早課彌撒的歌曲，都由他選定並重新編曲，新曲動聽如沐浴在天堂中，就像跟天使一同讚美至高之神。」

潘正吉教練回憶：「馬修士當年不僅是合唱團指揮，也在修會裡組成管樂隊。管樂隊的樂器，還是馬修士託人從法國靈醫會運來的。由於成軍極為克難，馬修士『治軍』就更為嚴格，優異的表現，竟然獲得全國初中組冠軍！」

　　除了管樂隊之外，馬修士更開班授課手風琴，駱女士及王女士（牧師娘）是當年他的得意門生，同時也鼓勵並資助病人子女學習音樂，培育了不少音樂人。

不是病人需要我
而是我需要病人

　　馬修士一世慈心，照顧過的患者無數，早早就被提名「醫療奉獻獎」，但他卻一再謙辭，只淡淡地說：「我只做了天主要我做的最平凡的事。」他對病人的體貼，可說是到了令人動容的境地：「不是病人需要我，而是我需要病人。」嘴裡淡淡的「平凡事」，其實是藏

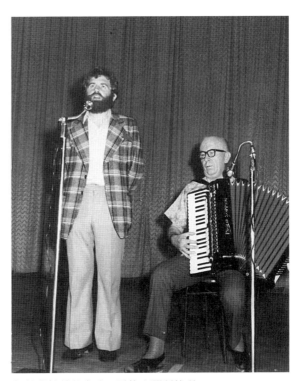

●杜雅銘神父高歌、馬修士彈琴伴唱。

著多少無盡的愛！

　　羅東鎮成功里里長林聰文說：「50年前，我才五歲，患了重病，奄奄一息，當時醫療缺乏，是馬修士從他的藥物櫃，拿出歐洲進口的藥物，用湯匙撬開我的嘴，將藥灌進去，救了我的命。」

　　「馬修士最照顧原住民，以前看病都不收錢。」大同鄉松羅村的長老王樹說。「以前沒有健保，馬修士知道原住民生活貧困，不但看病不收費，還常常拿出歐洲的進口藥物幫助原住民，來不及掛號，只要告訴馬修士一聲，他一定先幫原住民看病。」

　　馬修士臥病那幾年，常常會有一些拄著枴杖、輪椅，行動不便的老先生、老太太來看望他。他們從台灣各地而來，在病榻前望著已不再言語的馬修士，往往老淚縱橫、令人不忍。他們都有一個共通點：「馬修士對他們的愛與恩情如同家人，一輩子不能分離、忘懷，對他

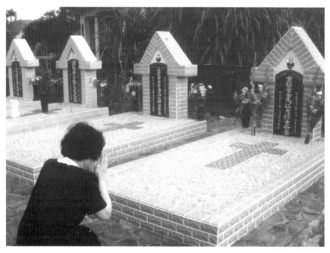

●桂蓮護士探望馬修士的墓園。

們而言，馬修士就是家人，而家人此刻受苦，痛如己身。」

馬修士自2005年7月23日中風臥床算起，五年來都在加護病房度過。看望過他的人都難掩不忍，心裡都在自問：「為什麼要這樣活著？活著的意義是什麼？」作為馬修士的同修，呂若瑟神父對馬修士的苦有更高的價值體會，他說：「每年3月3日是馬修士的生日，11月12日是他的主保日，許多的醫生、護士在這個時候都會到他的床前為他祈禱歌唱。」、「他的外甥從義大利來探望他，原來閉著的眼睛馬上張開，能說沒意義嗎？」呂神父說：「我們都不是生命的主人，天主才是；我們不能決定別人生命的盡期，只有天主能；天主要的，我們不能討價還價，時候一到，只能將馬修士交還給天主！」

身後宜蘭縣政府 以最速件頒贈「榮譽縣民證」

2010年馬修士蒙主寵召，當時全台灣的媒體，都以大篇幅的版面報導這則令人哀傷的新聞。許多受到感動的人因此從各地而來，小小的追思教堂擠進了近千位送他最後一程的人。宜蘭縣縣長林聰賢也以最速件的召集審查方式，全體一致通過頒贈「榮譽縣民證」給馬修士。畢竟，我們面對的，是一個奉獻、無私而偉大的人。

跟馬修士共事長達33年的護士蔡桂蓮，幾乎是醫院裡跟他最為親近的人，在馬修士辭世後，她把思念化作文字：「人生沒有不散的筵席，也知道您年歲已大，經過這四年多的漫長昏睡與折磨，是應該放您走了……。我已做好準備，您的付出，是我心中永不止息的蠟燭，

不會因時光的流逝而稍減，在這分離之時，我的淚水終會止息，但感恩、懷念的心，將永遠不會停止。」

馬修士來台58年的歲月，期間醫治了多少人的疾病，幫助過多少人重燃對生命意義的肯定，他愛天主、台灣，更關心地方。一個外國傳教士醫師，成為了我們的親人、朋友，誠如羅東聖母醫院一位資深員工所說：「馬修士對台灣人的生活瞭解，以及對台灣人的照護，比台灣人更像台灣人。」

馬仁光修士大事紀

1922年3月3日	義大利東北部Veneto省的Vicenza。
1935年11月9日	入修會。
1944年9月8日	發終身願。
1948年7月27日	前往中國大陸雲南服務痲瘋病患。
1952年	被共黨逐出中國大陸。
1953年	赴澎湖馬公創辦「瑪利診所」，並且負責門診。
1959年	至羅東聖母醫院負責內科。
1988年	獲頒全國好人好事代表。
1999年	獲頒第九屆醫療奉獻獎。
2003年1月24日	獲中華民國政府頒授永久居留證。
2005年7月23日	因中風進入加護病房靜養。
2010年3月27日 凌晨3點	安息主懷。
2010年3月31日	宜蘭縣政府追贈「榮譽縣民證」。

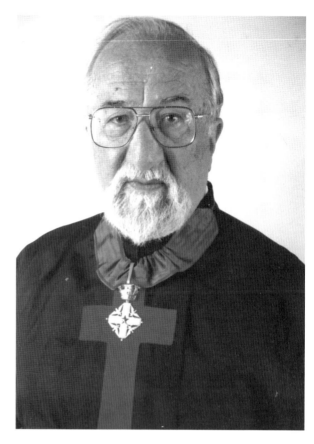

寧願服務偏遠地區
與病人血濃於水

1991年醫療奉獻獎得主、前馬公惠民醫院院長

何義士 修士

何義士修士（Br. Davide Luigi Giordan）於1924年8月6日出生在義大利東北部Veneto省的Vicenza，從小立志長大後要到國外為需要幫助的人服務。1936年，十二歲的何義士受到感召，在胸前配掛紅十字標誌，加入靈醫會病患服務的工作。二十歲時，成為靈醫會的正式會士，除了神貧、貞潔和服從的三個聖願，更許諾第四願：仁愛（為病患犧牲一切），即使高度危險的傳染病患也不得排拒。他從羅馬馬爾大醫專畢業後，就成為正式的醫師。

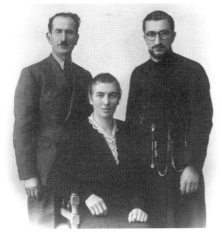
● 何修士（右）與雙親合照。

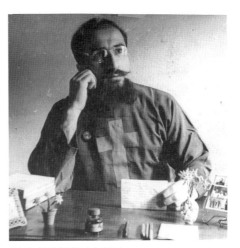
● 年輕時沉思中何修士。

　　1946年，羅德信神父等五名會士在雲南設立靈醫會分會，接著分別在昆明和昭通建立痲瘋病院，在會澤建立綜合醫院，在巧家開了一所小醫院和診所，以實際的療傷治病行動傳基督的博愛。何修士於1947年到達中國大陸雲南省，開始從事醫療服務。在雲南工作期間，時常看見痲瘋病人，被當地政府視若棄犬般的趕往人煙絕跡的深山，

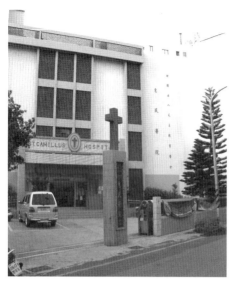
● 馬公惠民醫院。

任其自生自滅。當時年僅二十二歲、心懷公義與悲天憫人的何修士，總是難過地掉下眼淚，於是決定無懼痲瘋病傳染的危險，全心全力投入痲瘋病患的醫護工作。

當時中國內戰如火如荼地進行，共產黨的勢力逐漸掌控大陸。何義士於1949年被中共政府以外國間諜的罪名逮捕入獄，1950年遭遞解出境，返回義大利。回到祖國的他，因一心記掛在中國偏遠地區受病痛折磨的病患，遂繼續在義大利潛心學醫，希望學成之後能夠再度東來，服務更多的人群。

在澎湖服務31年
偏遠和需要就是我們的方向

為了實現夢想，1953年時，他選擇來到當時十分落後的宜蘭羅東，為貧困的居民服務。因為醫術精湛，加上堅毅獨立、處世練達的工作態度，不久便授命擔任羅東聖母醫院分院－丸山療養院的分院長。在這段時期，他除了經常捐血給狀況危急的病人外，視病如親及充滿活力與熱情的態度，對當時醫療資源欠缺的羅東地區而言，就像

是冬天溫暖的陽光。

　　1958年，他又選擇遠赴澎湖服務。他曾向友人表示，因為覺得羅東不夠偏僻，才申請到澎湖服務。他為台灣奉獻的四十六年歲月中，有三十一年是在澎湖度過。1973年他曾轉赴三重聖母診所服務，1983年，再度回到澎湖惠民醫院，接任院長的重責大任。遇到貧苦鄉民罹患重病，何修士不僅醫治、照顧到底，醫療費用更是酌情減收或是分文不取；在危急、需要輸血的時候，也總是帶頭慷慨挽袖。他的愛，他的真誠，獲得了澎湖人民的尊敬與認同，1985年時，更獲頒成為澎湖縣的榮譽縣民。

　　澎湖的人情味濃厚，民眾求診時總是期望醫師能跟他們多聊幾句，而何修士為人風趣，只要時間許可，都會用台語跟病患和家屬天

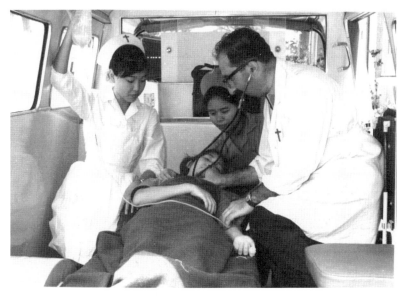

● 何義士修士於救護車上診治病人。

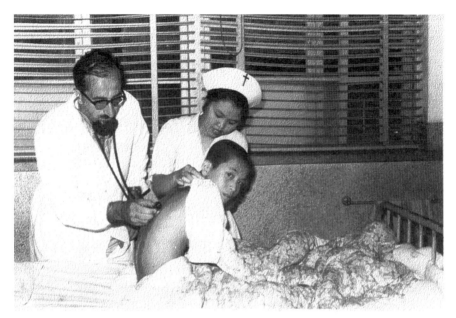
● 視病猶親的何修士。

南地北的聊，當然也不忘機會教育一番。例如，澎湖民間盛行喝符水
治病，何修士發現時並沒有輕視或取笑他們，反而懷著同理心對他們
說：「我也相信神明很照顧你們啦！但如果加上西藥來治療，效果就
會更好喔！」民眾看到他態度誠懇，而且口氣溫和於是就順從了。

　　他雖未修過心理溝通課程，但卻是箇中高手，因為他常帶著微笑
聆聽，並以溫和的態度和幽默的口吻來建立醫病關係。有一次他在安
養院義診，居民看到他身為外國人，竟能用流利的國語和台語交談，
不禁讚嘆：「他真會講話！」他幽默答說：「我又不是啞巴，當然會
講話！」逗得大家哈哈大笑，這也立刻拉近了彼此的距離。但遇到較

不聽話的患者，他也會來個當頭棒喝：「現在花小錢看病，就可以不用花大錢買棺材！」

管理模式兼顧情理
兩難時以情為優先

何修士的個性相當隨和，但沉默時頗為嚴肅，而且在醫務上絕不馬虎，比如在護士打針前，他一定親自檢查所有針筒內的藥劑，以確保無誤。

在人事管理上，他儘量兼顧情和理，但遇到兩難的情況時，就會以情為優先。曾有一位護士經歷了數次不明原因的流產，何修士得知後就主動安排她改上壓力較小的特別班，果然，下一次懷孕時，她總算順利產下健康寶寶。可見他雖然做事很有原則，但卻以善悲心對待員工，因此，即使人手不足、工作繁重，員工還是樂意跟他一起努力。

早期醫院員工裡的教友人數並不多，但由於何修士的潛移默化，尤其是被他奉獻的精神、服務的態度所感動，所以慢慢吸引一些員工聽道理領洗。有一位員工因面臨重大手術而惶恐不已，直到聽了何修士的教會要理而領了洗，決定把可能的後果交付天主，才真正定下心來。原本已準備好去見天主的她，卻因心境的轉變而安全的渡過考驗。另有一位教友到澎湖參加教會活動，看到這麼一位信仰堅定、態度親切的修道人後大受感動，當下就決定跟隨他的腳步，成為一位靈醫會會士。

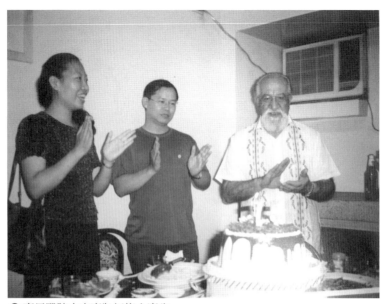

● 惠民醫院大家庭為何修士慶生。

犧牲享受的修道人
享受犧牲的生活家

　　何修士在惠民醫院服務期間，「從白天門診一直看到夜間急診」成了他的例行工作，數十年如一日。有人曾好奇問他：「當初怎麼會想到要立志修道？」他回答得很妙：「雖然我在十歲就有修道的念頭，而且也很順利的在二十三歲發終身願成為靈醫會會士，但我不知道自己為何有此志向，或許是中國人說的緣分吧？」其實，他不只是一位「犧牲享受的修道人」，更是「享受犧牲的生活家」。因為，他根本不在乎所做的犧牲有多大，只想努力在工作中散播希望與關懷。

如果問澎湖的病人，Hoqiu-eh （鬍鬚仔台語，即何修士）最特別之處或最喜歡之物為何？答案必定是：「大鬍子、幽默感、腳踏車」。何修士的病人，對他留著美麗的大鬍子有著極深的印象。與他接近的人都知道，他之所以留著大鬍子，是因為在他離開故鄉時，母親曾對他說：「維護神職人員形象最好的方法，就要像個有愛心的老者。」從小受母親影響甚深的何修士，決心聽從母親的告誡，年紀輕輕就開始蓄留鬍鬚，因為他自小就立志做個有愛心的人，做個形象良好的神職人員。

　　四、五十年前可沒有幾位老外會在光天化日下騎單車趴趴走，如果這位老外還穿上顏色鮮艷的衣服，就更令人側目了。何修士的作息極為規律，每日上午看診、中午騎單車外出、下午回來稍作休息、晚上值急診至天亮、接著又要看門診。讓人不解的是，每個夜晚他都欠缺睡眠，中午又沒先補眠就外出運動，精力是從何而來？原來騎單車不只能幫他活動筋骨，還能紓解壓力，讓工作的疲憊一掃而空。

　　何修士喜愛攝影，作品多與風土人情和傳統建築，如廟宇、古厝等有關。他熱愛美食且不挑嘴，從一般零食到「伏爾加酒加咖啡」，從義大利麵到山東饅頭，以及各式肉類他都來者不拒。另有一項

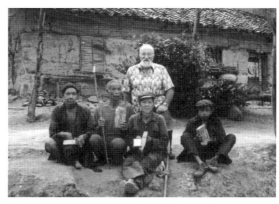

● 被遺忘四十年的雲南癩（痲瘋）病患者。

「非嗜好」讓他樂在其中，那就是捐血。尤其在貧困患者無法支付輸血費用時，他就會自動捲起衣袖獻出熱血，數十年下來，竟成了澎湖每月捐血量最多的紀錄保持人！

雖然何修士每天勤做運動，心情也保持開朗，但高血壓及相關疾病始終困擾著他，以至於離不開一包包的藥物。1985年，他曾因輕度中風導致行動稍有不便，但他堅持自理起居作息，絕不依賴別人。不凡的毅力，讓他在極短時間內恢復往日的健康與體力，不久後，又回到繁重的工作崗位。令人驚嘆的是，他積極進取的精神，不但沒有受到中風的打擊，反而更上一層樓；1991年後，他投入兩項龐大的計畫：為惠民醫院擴建新大樓、為雲南癩（痲瘋）病患者籌建醫療康復中心。繁瑣的說明會和募款活動，讓他變得更加勞心勞力；雖然他也很清楚自己的健康狀況，但有一種莫名的使命感催促他去達成目標，哪怕要排除萬難，或最後可能只剩下自己一個人在搖旗吶喊。

40年後重返雲南
興建癩病患者的康復村

40年來，何修士雖然身在自由寶島，心卻繫在雲南山區。當別人都專心於台灣的醫療服務時，唯有他還在向天主祈求，能讓他在有生之年重回雲南，繼續服務癩病患者。何修士的偉大在於：他不讓這種心願止於「高尚的情操」，他還把握各種機會將此心願和情操轉化為「實際的行動」。

1990年代初期，當兩岸關係開始解凍，何修士即刻帶頭回雲南，

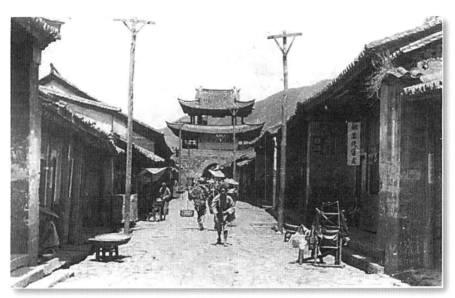

● 1947年的會澤市街景。

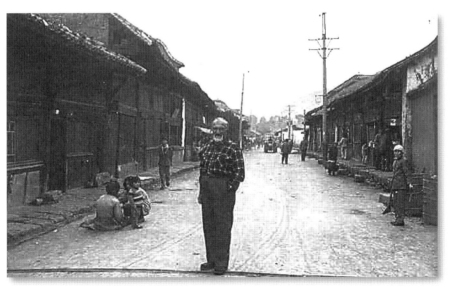

● 1987年，何修士重返雲南在會澤留影，隔40年的街景，卻沒有太多的改變。

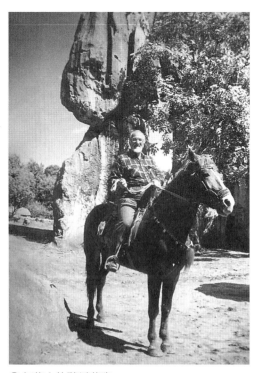
● 何修士的騎馬英姿。

從昆明走了兩天才到達闊別了四十年的會澤。他驚訝的發現，那裡的建築物、民眾生活和醫療水平等，並沒有很大的改變，唯有人事已非！一些居民看到他的大鬍子（已變銀白），才想起曾聽過長輩敘述，有一群菩薩心腸的外國傳教士的事跡。

何修士沒有猶豫就決定要回來提升雲南的醫療品質，並且準備不惜任何代價去實踐。他知道要走得長遠就必須向中共坦述自己的修士身分，和進出雲南的目的。幸虧中共並沒有多加刁難，只規定不准向當地民眾傳教。

按照靈醫會的計劃，未來的捐款將優先在昭通市和巧家縣各建一棟療養院，其他工作如管理、照護和維護等，則由當地相關單位負責。為了妥善規劃和監督工程，何修士每三個月就須進出雲南一趟，路途上十分吃力，更別說還有氣候、氣壓、衛生、飲食、睡眠等問題，但他都甘之如飴。不過最大的挑戰還是在募款，它是整個計畫案的成敗關鍵，因此需要細膩的策畫、創意的策略、堅定的毅力和圓融的手段。那時馬公惠民醫院已開始擴建募款，而雲南的計畫也是勢在

必行。但何修士不願在兩者中分出先後緩急，他寧願承受雙倍壓力、付出雙倍努力！從另一角度來看，也只有何修士有這個能耐，敢將建設澎湖和援助雲南這兩個計畫同時執行，並且在國內和國外（主要為義大利和德國）同時進行募款，對象包括昔日友人、社會義人、醫界人士，甚至天主教教宗。

為了表示誠意，他親自在卡片上打出計畫內容和募款說明；對於慷慨解囊者，他又親自在感謝卡上打致謝詞。於是在他生命的最後幾年，許多時間都用在為募款打字，下午打晚上也打，自己打不完時就請助手幫忙打。大家逐漸被他的執著和熱情感動，捐款也源源而來。1998年，昭通市康復村首先落成啟用，可容納70人入住，是一層有水電的現代建物。接著巧家縣康復村相繼落成，它的面積更大，且為兩層建物；但就在1999年9月落成典禮前的一個月，何修士竟然在無任何症狀下與世長辭。

後續的相關工作由高國卿神父代勞，他陸續在會澤縣、馬龍縣和師宗縣順利完成康復村，甚至還興建了「師宗惠民小學」。由於以往雲南從未妥善安置癩病患者，因此靈醫會推動康復村的興建，不只有效的控制了癩病，也維護了患者基本的人權和尊嚴。

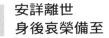
**安詳離世
身後哀榮備至**

何修士過世的前幾年，應是他一生最忙碌的時光，因為除了例常的醫院工作，如行政管理、門診急診外，還增加擴建惠民醫院和援助

雲南兩項大型募款建設計畫。1999年8月初，雖然仍是大暑，但他已經積極準備聖誕節的募款活動，因此常熬夜。就在8月15日，為慶祝聖母升天而舉行的盛大節日彌撒時，教友們發現何修士異於尋常的穿著：一件菲律賓樣式的白色新襯衫。另外，除了顯得異常興奮之外，跟大家講話互動也比平常更頻繁，不過彌撒後，他還是按照習慣，換上運動服又騎車出去。

中午時，韓修士上樓準備一起用餐，他進入餐廳後看到何修士端坐在藤椅上「閉目養神」，一開始並不以為意，因為何修士通常騎車回來，洗澡後都會倒杯冰水坐下休息的。經過一段時間後，韓修士頓時感覺不對勁，心想：何修士此時怎麼如此安靜？剛剛跟他打招呼

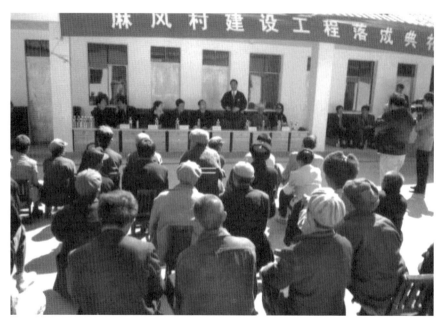

●昭通市痲瘋病患康復村，新建工程落成。

也不回應？靠近一看，才發現他已經沒有呼吸！韓修士馬上通知同仁趕快拿氧氣筒和血壓計上樓，仔細檢查後發現他斷氣已有一、兩個小時，但遺容卻十分安詳。

何修士是澎湖縣的榮譽縣民，而當時的縣長賴豐偉，對這位從小就認識的家庭醫師也尊敬有加，所以何修士去世當天，韓修士馬上就去電，想告訴縣長這個不幸消息，可惜聯絡不上。由於台灣靈醫會的總部在羅東，因此隔天清晨遺體就先用船運到高雄，再載回羅東供人憑弔。澎湖媒體對如此安排不太諒解，認為澎湖是何修士的第二故鄉，澎湖人對這位和藹可親的大鬍子醫師也十分愛戴，怎能夠不先跟鄉親道別就匆匆離去？於是一星期後，澎湖各界人士極力促成在馬公補辦一場告別式，場面相當盛大。次年縣政府在馬公市大愛公園內設立真人大小、栩栩如生的何修士銅像，永遠紀念這位奉獻自己的一生來照顧澎湖人健康的大鬍子醫師。

曾經接受他輸血解困的澎湖、羅東病友，知道何修士撒手人寰時，都爭相趕往遺體放置的地方，想再見他最後一面，並感謝他的救治之恩。因為他們永遠記得，只要醫院有病患需要B型血液，他就毫不考慮挽袖捐血的模樣，也清楚地記得：何義士修士生前一共捐出了超過三萬七千五百西西的鮮血；這些血，永遠摻和在台灣人的體內，映現出「你儂我儂，忒煞情多」的親密情感。

1999年8月19日，當時的李登輝總統頒發褒揚令，全文如下：「天主教惠民醫院義大利籍醫師何義士，志行高潔，仁義為懷。早年由義來華，胼手胝足，創設痲瘋醫院，博施濟眾，澤被滇民。旋以神州板蕩，慘遭驅離，返國進修，精研醫理，矢志救人。嗣來臺創設

羅東聖母醫院、丸山肺病療養院及澎湖惠民醫院，掬誠輸暖，視病猶親，澤存鄉閭，譽滿杏林。曾先後榮獲澎湖縣榮譽縣民、好人好事代表、第四十屆全國醫師服務社會績優獎、第一屆偏遠地區優良醫師奉獻獎、行政院衛生署醫療奉獻獎、義大利總統親頒最高騎士獎章等多項殊榮，盛譽揚輝，群流共仰。綜其一生，濟世功深，澤惠廣被，義舉仁風，允足矜式。遽聞溘逝，軫悼良深，應予明令褒揚，用示政府緬懷耆賢之至意。」

選擇愛人如己、犧牲奉獻為生命的樣式

　　何修士最常掛在嘴邊的一句話就是：「人不能決定自己的容貌、身高，但卻可以選擇生命的樣式。」因此終其一生，他都決定選擇在雲南（天涯）或是澎湖（海角）這些偏遠地區，為病患服務。

　　何修士的熱情如同澎湖的烈日、博愛如同湛藍的海洋。他曾以一生捐血三萬七千多西西，打破國內醫師捐血紀錄，並獲內政部和紅十字會獎章，並且於1991年獲頒台灣衛生署第一屆醫療奉獻獎。1997年，還獲得義大利總統史卡法洛頒贈的最高騎士勳章，以表揚他在海峽兩岸五十年期間，對偏遠地區民眾的犧牲與奉獻。

　　何修士在馬公數十年，從滿頭黑髮到一臉白鬍子，來看病的老友也從少年、青年、壯年到老年，各種慢性病一一纏身。因為當地年輕人口不斷流失、老化問題嚴重，老人老守家鄉的孤寂心情，他能深刻體會，因此為文呼籲：「我老了，但願有更多台灣本土醫師能到澎

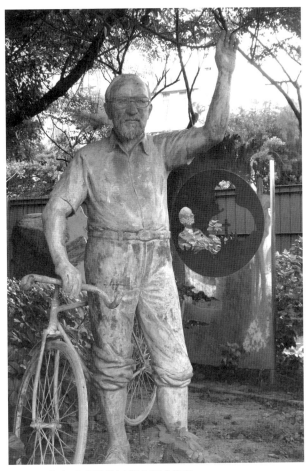

● 馬公市大愛公園的何修士紀念銅像。

湖服務，照顧那些孩子赴台打拚、膝下乏人承歡的老阿公、老阿媽們。」他還說：「台灣社會雖然已經成長、茁壯了，但有更多角落仍需大家關心。」

　　若把他的一生比為大樹，其功績名望是外顯的茂盛花葉，其忠

貞信仰則是默默提供養分的樹根，而連結花葉與樹根的樹幹，則是他那開朗豁達的生活態度。何修士以「對天主的敬愛、對病人的疼愛、對生活的熱愛」的態度，在艱困的年代，無怨無悔地服務海峽兩岸民眾；他不只是一位修道者和醫者，更是愛的實踐者。

何修士奉獻一生給天涯海角的異國民眾，但是他為何要如此奉獻？維辰札（Vicenza）是文化氣息濃厚、風景秀麗的好地方，對生命充滿熱情的何修士，不可能不熱愛自己的故鄉。那為何他要離鄉背井、甘冒生命危險，到遙遠國度去服務素昧生平的人？

何修士以他的身教告訴我們：「一個有意義的生命，就是在有限的時空中，愛人如己。愛人就是犧牲我們一部分的享受去服務別人，如己就是快樂自在的享受我們為別人所做的犧牲。」

何修士的愛火，已照亮在雲南的天涯和澎湖的海角，唯有大家像接力賽般，在各自的生活環境中，點燃自己的愛火，才能照亮世界每個黑暗的角落。

何修士的軼事趣聞

何修士具有深度的個人特質，和廣度的人際關係，兩者構成一部多采多姿的生活史。從以下的例子，能讓我們更認識他的機智、幽默和愛心。

軼事一

有一年的冬天，靈醫會會士們因時局動亂而被困在雲南山區，飢寒交迫、斷糧危機迫在眉睫。何修士適時徒手捉到幾隻獵物，迅速宰殺並料理成餐點。大夥在大雪中吃飽後頓感溫熱舒適，這時才有人問：「這是那一種獸肉？」何修士答說：「是貓肉！」有人頓感噁心，並怪他怎麼不早說，他回答如果事先說明就沒幾個人敢吃了。

軼事二

台灣傳統習俗總希望能讓住院的臨終老人留一口氣回家，而不要在醫院宣佈死亡。有一個病患明明已經斷氣，但家屬仍不願接受這個事實，於是何修士就載那老人到家門口，親自半抱半扶的讓他「走」進住家，「坐」在大廳內接受子孫奉茶，儀式結束後才宣佈個案死亡。

軼事三

何修士熱愛運動，這是一種良好的嗜好，但有一回竟差點惹出是非。當何修士騎單車至風櫃海灘，並且享受完海泳上岸時，赫然發現他的衣物竟然不翼而飛！那時可沒有手機給他呼叫救兵，也沒有其他泳客可借用毛巾，無計可施之下，他只好以幾乎坦蕩蕩的外表，和每秒百米的速度騎車溜回醫院。不知從此以後他是否就結伴同「游」，以策安全。

何義士修士大事紀

1924年8月6日	出生於義大利維辰扎Vicenza。
1944年	20歲加入天主教靈醫會修院。
1947年	23歲宣發靈醫會修士終身願、赴中國雲南服務。
1949年	25歲遭中國共產黨囚禁。
1952年	28歲返義大利進修醫護、靈醫會同儕開始在羅東和澎湖行醫宣教。
1953年	29歲赴台灣加入羅東醫療團隊。
1957年	澎湖馬公市的靈醫會瑪利診所改建為兩層樓的天主教惠民醫院。
1958年	34歲赴馬公惠民醫院服務。
1973年	49歲赴三重聖母診所服務、王理智神父接任惠民醫院院長。
1983年	59歲重返惠民醫院擔任院長、王神父轉赴非洲服務。
1985年	輕度中風致行動稍有不便、逐漸康復後沒有後遺症。
1986年	62歲獲表揚全國好人好事代表。
1991年	67歲獲頒衛生署第一屆醫療奉獻獎。
1992年	兩岸關係解凍、何修士在40年後重返雲南、開始為籌建康復村募款。

1995年	惠民醫院五層醫療大樓完工啟用、高國卿神父接任惠民行政工作。
1997年	73歲獲頒義大利最高騎士獎章、惠民醫院護理之家成立（縣內首家）。
1998年	雲南省昭通市康復村落成啟用。
1999年	8月15日於馬公惠民醫院逝世，享年75歲、雲南省巧家縣康復村落成啟用。
2000年	澎湖縣政府於馬公市大愛公園內敬設何修士銅像。

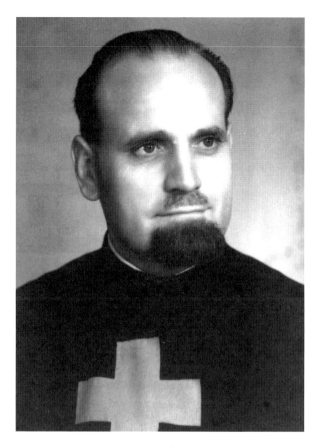

為貧病奉獻
至生命最後一刻

台灣第一所天主教護校「羅東聖母護校」創辦人

安惠民 神父

安惠民神父（Fr. Aldo Antonelli），於1919年12月3日出生在義大利北部的特倫特市。早在十三歲，安神父就申請進入靈醫會。對一般人而言，十三歲應該還算是懵懂的年紀，為何安神父卻已經下定決心，要成為一位靈醫會會士？或許我們可以從他小時候的故事，看出端倪。

安神父從小就很有愛心，小學二年級時，老師發現他中飯總是吃得特別快，別的同學還在吃飯的時候，他就已經吃飽了。後來老師發現，原來他並不是吃飯速度特別快，而是自己只吃一部分，然後將沒有吃的另一部分，分給沒有錢買午餐的同學。從這個小故事可看出，安神父從小就非常有愛心，不但會主動關心別人，還會對身旁有需要幫忙的人伸出援手。

義大利的北部，冬天是相當寒冷的。有一年，安神父的母親買了一件新的外套給他，有一天她發現，安神父回家時沒有把新外套穿回來。母親問安神父：「你的新外套呢？」原以為安神父是忘了從學校帶回來，所以才沒穿上，然而他卻氣定神閒的回答：「我把它送給沒有外套穿的小孩了。」

小小的年紀，就已經懂得濟弱扶傾、慈悲行善，難怪他早早就下定決心，加入以照顧貧病者為一生之職志的靈醫會。

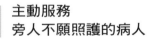
**主動服務
旁人不願照護的病人**

安神父完成高中學業之後，在1937年正式發願成為靈醫會正式

的會士，並且接受正規的修道訓練。1944年，第二次世界大戰結束之前，他選擇進入巴杜亞大學（University of Padua）攻讀醫學，同時積極進行修道院的訓練課程，而且很快的，在1945年7月26日，正式晉鐸為神父。

在安神父發願的那一年，修道院會特別安排學生們去安老院服務，體會照護病人、服務病人的工作。在這些老人中，有一位沒有人去願意服務，原來他不但房間特別凌亂，而且態度非常不好。安神父發現這件事後，選擇為他服務，並將他的房間整理乾淨，讓那位老人非常滿意。

另外還有一位也是沒有人願意理會的老人，因為他要求必須在一定時間內幫他剪指甲，如果弄錯或延遲，都會遭受無情的責罵。安神父每次替這位老人家服務，都能剛剛好抓到時間點，所以讓他很滿意。安神父有著堅強的毅力，面對困難總是不退縮，所以別人不願意去做，或者認為難做的工作，他都願意去嘗試，而且沒有怨言。只要他決定要做的事，總是盡力而為，要求自己做到最好。

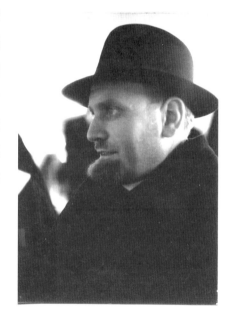

● 安神父非常紳士的模樣。

這些故事，再再顯露出安神父對待老人相當有愛心、耐心，而且細心觀察入微。

苦讀完成醫學院學業
在台展開醫療傳道的工作

　　1946年，第二次世界大戰結束之後，除了義大利陷入戰後的混亂之外，世界各地也都處於戰後悲涼的景況。此時，靈醫會肩負起醫治受傷心靈的重責大任，並且開始派員前往一樣遭戰亂肆虐的中國進行傳教。靈醫會一開始就選擇最偏遠與貧瘠的地區－雲南，成為投注關懷的第一站。年輕的安神父，正懷著滿腔熱血，所以未完成大學學業，就迫不及待地主動申請前往雲南，但並未獲得許可。不過他的熱情不減，而且一再的要求前往雲南，擋不住他的熱情攻勢，靈醫會最

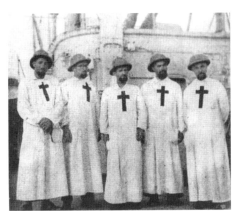
● 第一批前往中國雲南的傳教士。

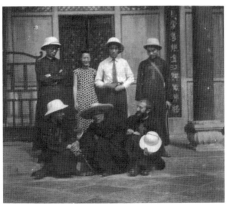
● 在雲南的宣教活動。

後終於在次年特許安神父，跟隨第二批傳教士前往中國。

　　抵達雲南昆明之後，當時的會長認為他尚未完成醫學學位，所以立刻要求他前往上海的醫學院繼續求學，這個命令讓年輕的安神父一時難以釋懷，甚至感到沮喪。會長對安神父表示，靈醫會未來還有遠大的傳教使命與規劃，所以鼓勵他應該取得醫師資格，日後才能大展身手，這才讓他欣然服從命令，前往上海震旦大學醫學院就讀。

　　1952年，中國為共產黨所統治，靈醫會被逐出中國，會士們依依不捨的離開雲南。大部分的會士們經過香港，最終抵達台灣，並選擇落腳在宜蘭羅東，開始創立「聖母醫院」，但安神父卻沒有隨他們來台。

　　1952年，安神父離開大陸之後，接到上級的指示，要求他重返義大利，並且回到母校巴杜亞大學，繼續醫學院未完成的學業。三年

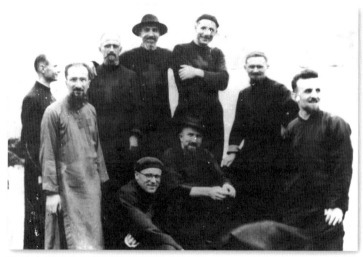

● 會士們離開中國過境香港時的合影。

後，安神父順利畢業，當時三十五歲的他，正式成為內科醫師。

安神父自認並不聰明，而是靠著努力才能完成學業。雖然他非常喜歡建築，但會士的長上們希望他能學習醫學，不過學醫的過程是非常辛苦的。安神父曾在上海習醫兩年，回到義大利之後，經過三年才真正完成醫學課程。畢業前的考試非常艱難，當天在神父面前應試的三組學員，不是考試失敗，就是逃走棄考。考試前，安神父詢問長上是否一定要參加？長上堅決的表示，請他一定要參加。他服從長上的決定，全心全力準備，不但堅持到最後，也順利通過醫師考試，甚至，最後還取得醫學博士學位。

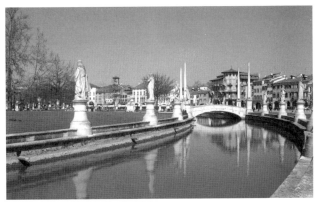

●巴杜亞大學，古典藝術的校園。

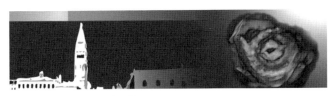

●巴杜亞大學醫學院院徽。

安神父心中一直懷著到中國傳教的使命感，1955年，他即動身來到寶島台灣，展開在台行醫與傳道的工作。由於已經是正式的醫師，加上主攻心臟科，來到台灣之後，就成為醫院的主力，正好讓他可以大顯身手。

　　除了醫術之外，安神父也顯露出高超的管理長才。來台第二年，當時才三十六歲的他，就接任遠東區靈醫會會長，不久還正式接任羅東聖母醫院第二任院長。隨著外科大樓的完成與順利運作，安神父也開始積極籌建內科大樓，以因應與日俱增的求診病患。1961年，內科大樓順利完工並啟用，自此，羅東聖母醫院的軟硬體規模，已奠下雄厚的基礎，從此順利開展對台灣人民與蘭陽鄉親更完善的醫療服務。

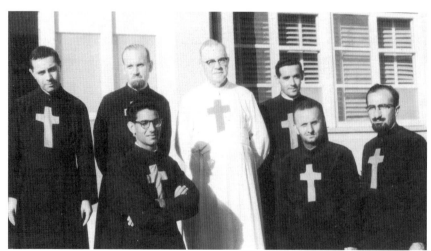

●安神父（後排左二）與同事合影。

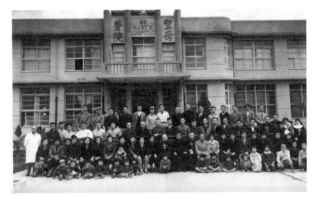

● 1955外科大樓全體員工合影（前排中坐者即為安神父）。

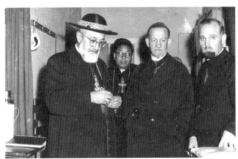

● 羅馬總會樞機主教雅靜安到訪羅東聖母醫院，由安神父接待。

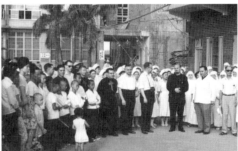

● 安神父、范鳳龍醫師在增建中的醫療大樓前與同事合影。

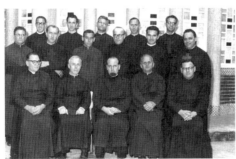

● 安神父（前排中）與眾會士們合影，

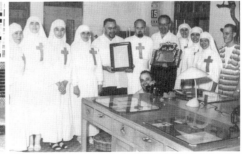

● 省會長來訪，安神父與修女熱切地接待。

充滿愛心關懷的特質
貼心對待身邊的每一個人

安神父在擔任靈醫會會長，以及聖母醫院院長時，都非常關心會士們。夏天時，因為擔心會士們吹整晚的電風扇會感冒著涼，所以每天半夜都會起來幫他們關電風扇。而只要有會士夜晚開刀，他一定等到會士從開刀房出來，確認沒事後，才願意回房間睡覺。可見他不僅把病人的痛苦放在心上，也對同事的辛勞耿耿於懷，時時擔心他們是否會過勞。

此外，他經常為了公務必須到香港或菲律賓開會，雖然非常忙碌，但他總是把同事的需求放在心上。當他知道范鳳龍醫師喜歡照相時，到香港時，還特地買了一台照相機送給他。每年聖誕節，安神父總是選擇買最好的東西，送給員工當摸彩禮物。其他神父跟修女們都覺得很好奇，問他為什麼？安神父回答：「那禮物代表天主對員工的關懷及天主的愛，所以一定要買好的東西才可以。」

有一次，為了幫員工購買結婚時要穿的西裝布料，安神父竟然連跑了二十幾家布店，最後才終於買到了滿意的布料。當他達成這個任務時，臉上馬上浮現驚喜的表情，而且沒有一點厭倦或疲憊。雖然只是為了醫院當中的一名員工，但他卻耗費如此大的心力，可見對於醫院、病人、員工，他總是充滿愛心與關懷。

雖然安神父自己門診的病患很多，但他仍按時協助范鳳龍醫師，從來不曾抱怨。而且他不但治療疾病，更注重病人的心理健康及靈性成長。在聖母醫院，經常有專程從花蓮或台北來看病的修會會士或修

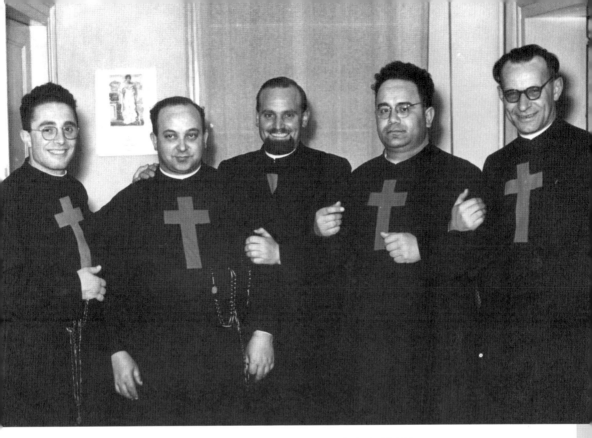

● 安神父（中）不僅愛窮人與病人，對待員工與會士也非常疼愛與親切。

女們，他們總是一邊看病，一邊詢問安神父有關宗教方面的問題，安神父也總是耐心的回答。

安神父不只關心醫療事業的發展，對天主教的敬拜與傳道，更是熱切。彌撒禮儀是天主教敬拜天主非常重要的儀式，是每位神父都會做的儀式，而且是他們必備的基本能力。安神父舉行彌撒的態度非常莊嚴、慎重、專注，因此常有同期的同學，主動來參與及學習他做彌撒的精神。從這些例子我們都能發現，他對每一件事情，追求完美的特質。

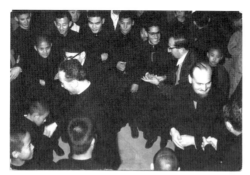

● 安神父與修道院學生的寒暄。

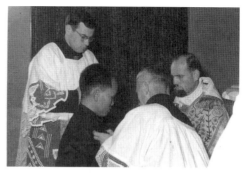

● 安神父為學生進行祈禱儀式。

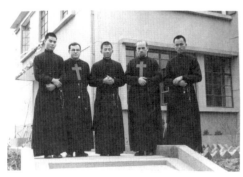

● 安神父（右二）與學生的合影。

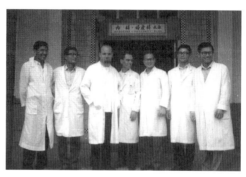

● 安神父與台灣籍的醫師合影。

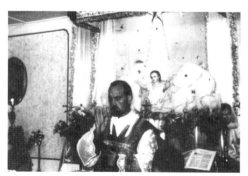

● 安神父進行彌撒的專注神情。

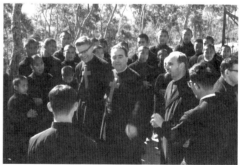

● 安神父與學生在戶外的分享活動。

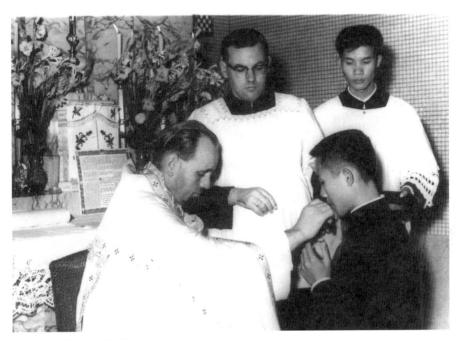

● 安神父接受學生敬禮。

　　安神父雖然是會長及醫院院長，但是他和藹可親，完全沒有長上給人的刻板印象和應有的嚴肅面容，所以很多教友及會士們都很喜歡找他聊天、談心。羅東當地居民，不論是老人或是小孩，也都非常喜歡和安神父聊天，因為他知識非常豐富，什麼都可以聊，就連站在路旁看著經過的車子，他都能說出出自哪一個廠牌、什麼年代生產，讓人感到非常神奇。

　　在修會教導神學時，他會安排很多活動，讓學習變得非常生動、有趣，學生們都非常喜愛他，真是一位人見人愛的神父。

設立分院、創辦護校
拓展台灣醫療資源

　　隨著羅東聖母醫院的聲名遠播，原有的建築已不敷使用，於是安神父積極規畫更完善的醫療建築。1959年，在冬山鄉丸山村成立聖母分院（肺病療養院），為肺結核病人找到風景優美、環境清幽的療養地點。1961年，他著手擴建內科大樓，完成加蓋工程。

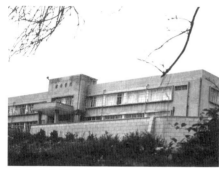

● 丸山安養院（肺病療養所1959）。

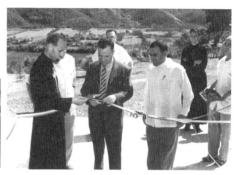

● 安神父主持丸山安養院開幕剪綵典禮。

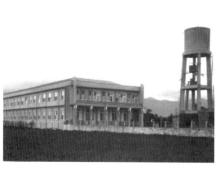

● 內科大樓（1961）。

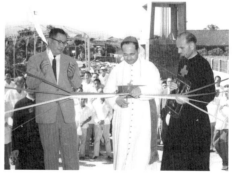

● 1961年高理耀樞機主教（中）、陳進東縣長（左）安神父共同主持內科大樓啟用剪綵。

經過安神父數年的管理與積極擴充，羅東聖母醫院已名聞全國，成為所有台灣天主教醫院當中，設備最完善的醫院之一。聖母醫院共有四幢獨立雙層大樓，包括內、外科病房、醫藥室與門診、肺病療養所，並設立專區（貧民施醫所及義床），病房規模從1952年的二十五床，擴展到1961年的三百床，因此有更多的空間及資源可以幫助貧苦病人。

在護理人力極其缺乏的時代，台灣只有一家護理學校－馬偕護校。當時護理人員的數目，跟台灣的病患人數相比，實在非常懸殊。因為安神父的高瞻遠矚，加上充滿睿智的決定，所以在1964年成立台灣第一所天主教的護校－「羅東聖母護校」。聖母護校的成立，可以提升在地的護理及助產士教育（三年護理、一年助產士），並培養眾多的護士及助產士，這不僅開創就業市場，也提供充足的護士資源，是一個雙贏的局面。

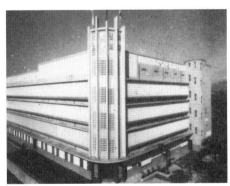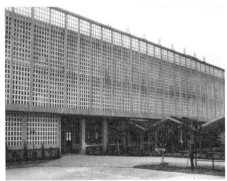

● 1964年成立的美麗的羅東聖母護校。

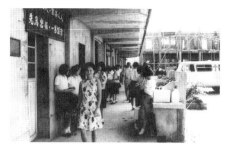

● 護校招生。

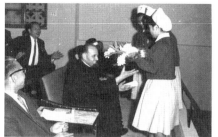

● 護校畢業生獻花給安惠民神父。

多才多藝的安神父
建築設計、音樂、運動樣樣通

　　安神父不但是一位醫師，也是一位建築工程師，北成天主堂及醫院內的聖堂，都超過五十年的歷史，已名列宜蘭縣的三級古蹟，它們的設計，皆出自安神父之手。當初在建造的時候，神父每天都會去建築工地查看，親自監工，連天花板及祭台也都是神父自己畫圖設計。

　　北成聖母升天堂於1958年由安神父所創建，至今已有五十三年的歷史，哥德式的教堂在宜蘭地區極為罕見，特殊的手工彩繪玻璃使教

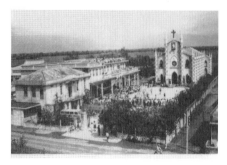

● 北成天主堂與靈醫會修道院（1958年）完成。

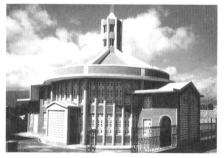

● 聖母醫院聖堂（1962年完成）。

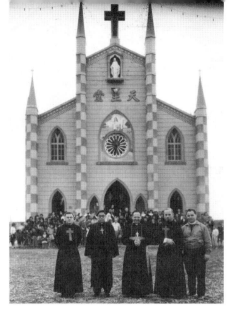

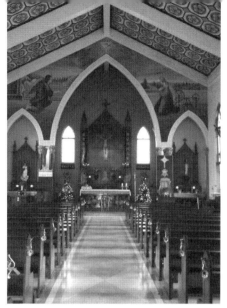

● 2005年宜蘭縣政府將北成聖母升天堂設定為縣定古蹟。

● 天花板精緻的彩繪。

堂成為著名的建築景點。

安神父在運動方面也很厲害，早在學生時代時就是一位足球高手，踢著一腳好球。閒暇時，他還會拉小提琴自娛。在修道院教導學生期間，安神父還成立樂團。神父是醫師、建築師、運動選手，還會拉小提琴，真的是一位多才多藝的神父。

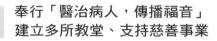 奉行「醫治病人，傳播福音」
建立多所教堂、支持慈善事業

安神父奉行基督聖訓「醫治病人，傳播福音」，相當積極進行實質傳道任務，不僅建立北成天主堂，成為傳道的總部，也積極在附近各村落，設立分堂，並盡其所能的派本會神父們去做傳道工作。

安神父身為遠東靈醫會會長，常祝福和支持靈醫會在澎湖與泰國

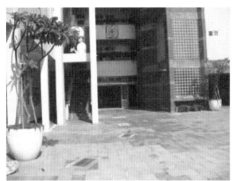
● 馬公惠民啟智中心。

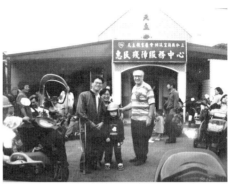
● 五結鄉的惠民殘障服務中心。

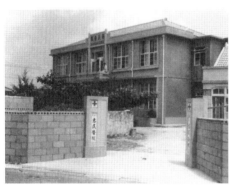
● 澎湖馬公惠民醫院（早期）。

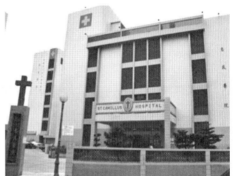
● 馬公惠民醫院（今）。

所設立的四座醫院、一所痲瘋病院，及其他相關的慈善事業。1957
年，以安神父之名，成立馬公「惠民醫院」，梵蒂岡教廷駐華公使黎
培理特別蒞臨主持開幕。

　　為紀念安惠民神父的卓越貢獻，1981年2月，呂若瑟神父在澎湖
成立「惠民啟智中心」。1992年謝樂廷神父則在五結鄉設立「惠民殘
障服務中心」。

　　春蝶阿姨，一位終生未嫁的護士，她在聖母醫院工作，被神父與修女們的行為，深深地感動著。她學習安神父的精神，將自己的一生奉獻給羅東聖母醫院及病人，退休之後，則分別在聖母醫院、南澳仁愛之家做無償志工。每次見到她，都是滿臉笑容，隨時準備以親切的態度來幫助別人。她也是聖母醫院之寶，人間的天使。

　　春蝶阿姨原本在幼稚園工作，二十一歲時，因為看到安神父對病人的態度十分親切而深受感動，於是她也打算追隨安神父，從事照顧病人的工作。她回憶，每天一大早，安神父就在教堂祈禱與唱歌，然

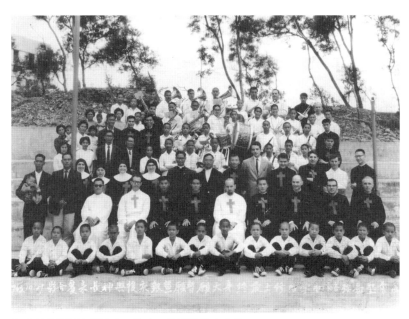

● 安神父帶領全體修士及修女、修道院學生合影。

後開始一天的醫療服務工作。看到神父如此樂觀、有愛心，而且視病猶親，因此也想學他們照顧病人。有一天，春蝶阿姨把自己的心願告訴安神父，他回答：「好，那我先請老師幫妳補習，然後幫助妳考上護校，學費全部贊助，只要妳放假日、寒暑假來醫院工作就好。」

春蝶阿姨跟其他同事們，從此開始學習如何照顧病人。醫院的工作相當繁重，但他們都不以為意，每天都忙得相當開心，也很有成就感。

安神父把同事們都當成家人一樣疼愛，所以經常會觀察他們遇到什麼問題？需要什麼幫助？然後設法幫忙解決。例如，因為護士的工作需要整天久站，雙腳常會浮腫、不舒服，安神父會特別幫護士買彈性襪，十分貼心。春蝶阿姨表示，安神父每次去國外開會，經過香港時，都會記得為員工買紀念品，包括聖像、項鍊等等。除了關心員工的身體及工作之外，安神父也常會鼓勵他們多進修、多充實自己，所以當同仁們認真看書、學習時，安神父就會顯得很高興，並且讚許。對他們而言，安神父就像慈父一樣，讓人感到親切又安心。

安神父總是以患者優先，只要病人一來，他就會把手上的事放下，全心全意照顧他們。有一位叫阿弟的病人，因為得到一種罕見的皮膚病，不但大家都不敢接近他，甚至還被家人拋棄。安神父得知後，讓他住在醫院病房很多年，不但幫他治病，還會親自照顧他，關心他的生活起居。

春蝶阿姨跟著安神父，以及其他神父、修士、修女們全年無休地工作，不但不覺得辛苦，反而過得很充實、開心，她認為聖母醫院是人間最幸福的地方。

不間斷的工作
直到生命最後一刻

　　身為醫學博士，安神父早知道自己生病，甚至是染上了絕症。雖然飽受病痛折磨多年，但他卻一直不間斷的工作，直到生命的最後一刻。

　　去世前一年，安神父從羅馬返回台灣，路過耶路撒冷時，告訴靈醫會一位神父說：「我是一位病人」，對方說：「神父，不要擔心」，安神父回答：「對，若你知道我患的是絕症，一定會驚慌了。」，對方聽見安神父這麼說，馬上回答：「為何你不去接受治療？」，安神父說：「沒有辦法，你是知道的，義大利的醫師如果知道我的病況之後，絕不允許我回到台灣的。」

　　回到羅東約兩個星期後，安神父病勢加劇，醫生們束手無策，頻頻暗示他回義大利治療，同時上司也命令他回羅馬。安神父不得已，只好離開台灣，但要踏出這片土地時，竟然傷心的哭了起來。回到義大利，經過新特效藥治療之後，竟奇蹟似地好轉，因此又得到許可回到台灣。1967年3月回到羅東，沒想到幾天後竟然又病倒，旁人勸他再回義大利治療，他卻堅定地回答說：「不回去，讓我死在台灣，死在我親愛的病友當中。」

　　安神父於1967年5月9日安祥地辭世，台北羅光總主教在追思彌撒時，如此致悼著：「現在我們就要和安會長神父道別，他就要被送到聖山，在那裡安息。但是我知道，他以後仍舊常在你們中間。他創設與擴大了羅東聖母醫院，他的心和精神，必定常存你們醫院內，他在

天上必定常想著你們，常保佑你們的工作。他的遺體在聖山，但也在你們中間。」

　　「他的生活充滿愛和慈惠，他曾愛了病人和窮人，如今受全台灣人民愛戴；他曾樂意死在中國，死在他所親愛的病人當中，如今也感受到他們所回報的愛，由此證明他的愛是多偉大。」

　　「安會長現在要走了，他以往所走的路，是愛德的路，今後要走的也是愛德的路。他所走的這條路，也是我們所願意走的路。他在路上所做的工作與事奉，留給了我們。我們也願意追隨他，繼續走這條愛德的路，繼續他的工作與事奉。等到將來，當我們也走到愛德之路的盡頭時，我們就能和他再度相見，一同享受愛德的福樂，一同永遠生存在天主的聖愛當中。」

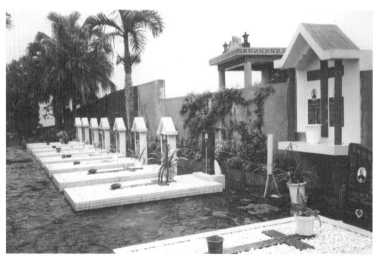

●安惠民神父在冬山鄉丸山療養院後面安葬的墳墓（右一）。

安惠民神父大事紀

1919年12月3日	出生於義大利北部的特倫特市（Trento）。
1932年	13歲入靈醫會。
1937年	18歲高中畢業就發願成為會士。
1944年	進入巴杜亞大學（University of Padua）攻讀醫學。
1945年7月26日	晉鐸為神父。
1947年	前往中國傳教。
1954年	巴杜亞大學（University of Padua）醫學系畢業。
1955年	來到台灣，不久就接任遠東靈醫會會長，並任羅東聖母醫院第二任院長。
1957年	以安神父之名，成立馬公「惠民醫院」。
1964年	創立聖母高級護理學校。
1967年5月9日	逝世，享年48歲。

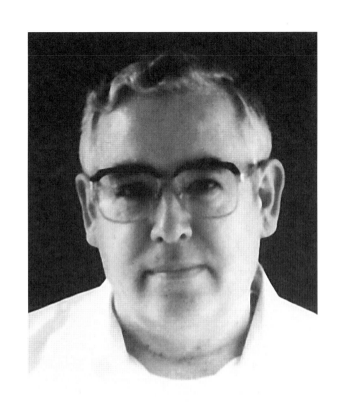

需要他的地方就是家鄉

1995年醫療奉獻獎得主

呂道南 神父

呂道南神父（Fr. Antonio Didone）在1933年12月8日，出生於義大利巴多瓦省（Padova）的齊塔德拉市（Cittadella），巴多瓦位於地中海畔，呂神父自幼在這個宗教城長大，全家都是非常虔誠的天主教徒。求學時，他的成績非常優異，也很認真幫忙家務，管教弟妹也很嚴格，即所謂「長兄如父」。

十一歲時，他告訴父親想進入修道院。一開始，他爸爸很反對，因為覺得家裡很需要他，但是媽媽卻很支持他的決定。十三歲時，他終於如願以償進入修道院，並且在二十五歲時晉鐸神父。

28歲至澎湖展開醫療傳道
致力改善民生基礎建設

1961年，二十八歲的呂道南神父奉天主教靈醫會指派，跨過大半個地球，來到陌生的澎湖馬公，進入天主教惠民醫院服務，展開醫療傳道的第一步。當時，台灣醫療資源普遍缺乏，更遑論離島澎湖，他雖貴為院長，但除了醫療之外，院內、院外雜

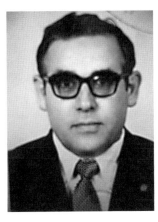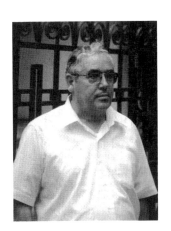

● 呂道南神父各時期獨照。

務也都靠他一人打點。為了更融入當地生活，與居民有良好的溝通、互動，呂神父首先努力學習台語。在這段期間，惠民醫院也由原先的二十五床擴充到六十床。

除了提供澎湖醫療服務之外，呂神父更致力於改善當地百姓的生

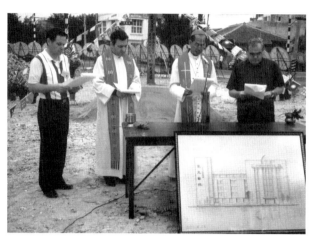
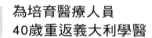
● 新大樓破土典禮。

活。他陸續興建惠民一村及惠民二村，提供給當地窮困人家居住。此外，他深覺應加強澎湖民生等基礎建設，才能有效照顧當地居民，於是協同民眾重建碼頭，讓居民賴以維生的漁業可以順利推廣。而他也協助當地民眾鑿井，以解決水資源缺乏所引發的民生問題。雖然他為澎湖當地的貢獻良多，不擅言詞的呂神父，每當被詢及此段歷史時，總是以簡潔的台語輕描淡寫帶過，一點也沒想過要居功。

為培育醫療人員
40歲重返義大利學醫

1967年，呂神父到羅東聖母醫院服務。宜蘭羅東是以木材起家的小鎮，跟貧瘠的澎湖相比，經濟環境好上許多。但聖母醫院尚處草

創時期，不但人手不足，設備也相當缺乏。當時全院上下，不論醫療人員、工友或院長，大家都得一起捲起袖子幹活，煮開水、倒痰盂、搬運病患，從早忙到晚。他們在蘭陽的這塊醫療荒地上，胼手胝足，一寸一寸地整地、耕耘，一步一步地扎根；他深深體會：要幫助更多苦難病患獲得妥善的照顧，首要任務在於培養醫療專業人員。因此，1973年，他以四十歲「高齡」，不惜放下手邊一切，重返義大利巴杜大學學醫，而且攻讀的是當時人才最缺的小兒科。四年後，他以醫師身份返回蘭陽地區行醫，並擔任羅東聖母醫院第五任院長。

呂神父接任院長的職務後，仍保持一貫親切、民主式的人性化管理，讓醫院像個

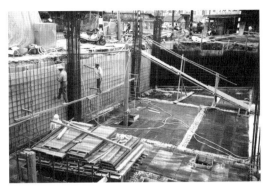

● 整建基地。

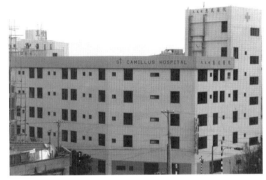

● 新醫療大樓落成。

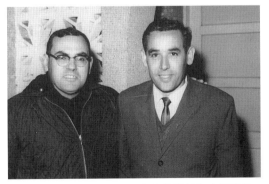

● 1965年呂道南神父去義大利學醫前與李智神父於聖堂前留影。

大家庭般和樂、溫馨。雖然院內的資源與人力始終不足，呂神父卻從未因此感到憂慮。只要遇到貧病患者，他仍會主動減免醫療費用，並不時提供有志就讀聖母護校的清寒學生學費全免的福利。無數受惠者因受其恩澤，從此走出貧病的困境，呂神父卻從未要求回饋，就算院內正值人才荒，他也不曾主動開口要求護校的學生回院服務。因為秉持這種施恩不求回報的精神，所有自願回院服務的醫療人員，都是真心發願奉獻的。

成立基金會、擴大醫院規模 協助貧困與重症族群

身為小兒科醫師的呂神父給人最深的印象，就是臉上總掛著「聖誕老人」般的笑容，讓就診的孩子們樂於與他親近。在呂神父的桌面上，總壓著許多孩子的相片，他們與呂神父建立了彷若祖孫般的情誼，有的甚至因此立志報考聖母護校，且陸續到醫院服務。

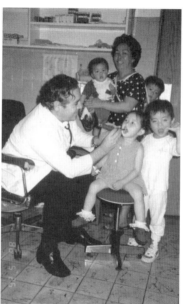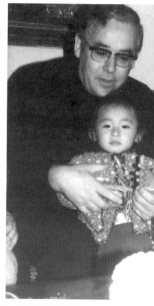

● 呂道南神父與小病人之間，建立了彷若祖孫般的情誼。

因為熱心協助貧困民眾就醫，加上為國軍的醫療服務盡心盡力，呂神父於1980年，當選中華民國好人好事代表。此外，為了避免病患因經濟困難而中斷治療，呂神父也設法提供許多援助。例如，當時許多洗腎患者，因為須負擔龐大的醫藥費用，常令家中原本就拮据的經濟雪上加霜。

　　為了改善這樣的情形，呂神父首先在1984年促成「腎友基金會」的成立，嘉惠了不少受腎病煎熬的家庭，讓他們生活不致陷入愁雲慘

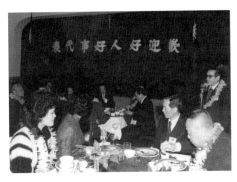

● 1980年當選全國好人好事代表(一)。

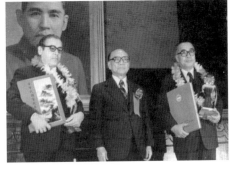

● 1980年當選全國好人好事代表(二)。

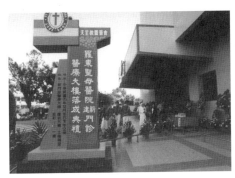

● 1989年12月16日，S棟外科暨門診大樓落成。

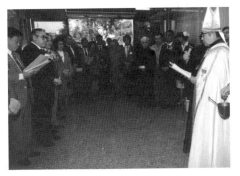

● 由當時狄剛總主教親自主持落成祈福禮，左二為呂道南神父，右一為狄剛總主教。

霧中。還有許多家庭為了扶養先天發育不良或重症兒童，幾乎傾家蕩產，於是他又促成「早產兒基金會」的成立。1989年，他接著成立一般貧困基金及復建之友會，幫助中風病患恢復自信心，也讓「身心障礙者」有一個可以疏發的管道。種種的貢獻，讓呂神父在1995年，獲得中華民國醫界最高榮譽—第五屆醫療奉獻獎。

　　因為宜蘭當地缺乏新生兒照護設備，許多家長只好將早產兒轉診

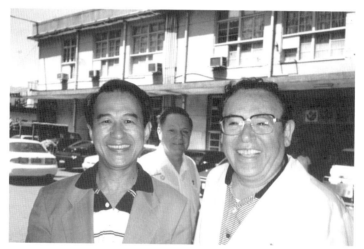

● 呂道南神父與當時宜蘭縣陳定南縣長合影，後方為傅立吉神父。

到台北，由於北宜公路是石子路，往返一趟至少得七、八個小時，一路巔簸下來，往往未抵目的地，孩子即告夭折。為了改善這種狀況，呂神父將好不容易募來的善款，首先用於添購保溫箱、照光治療等昂貴設備，成立其他醫院所不願投資的新生兒加護中心，讓早產兒得以重生。

在呂神父二十多年的院長任內,聖母醫院擴大了規模、增加了病床,現在已是一所擁有六百張病床的區域教學醫院。除了一般的醫療服務,還大大降低了因早產而導致腦性麻痺、失聰、失明的病例。呂神父在1995年獲得第五屆「醫療奉獻獎」的榮譽,當時他謙虛的說:「我只是代表出來領獎而已,一切榮譽應歸於天主。」他的感言充分顯示出「醫治病人,傳揚福音」的主旨,這也正是所有教會醫院共同的宗旨。

在小小的院長辦公室內,除了成堆的書籍、文件,看不到任何嶄新的擺飾或家具,甚至連日光燈都只開書桌上的那盞。雖然他的台語說得很流利,卻始終以微笑來代替許多言語。面對別人所說的「偉大」事蹟,他只是輕描淡寫的說:「辦醫院也是基於傳教,不是個人目的。」

在院長任內,呂神父每天都頂著斑白頭髮,準時到小兒科門診報到。在流行性感冒肆虐期間,他雖然每天都忙得不可開交,卻沒有絲毫倦容。曾有人問他來台感想,他說:「行醫,就該去需要的地方才有意思,如果只要求過得舒服,就沒意思了。」愈是輕描淡寫,愈顯出呂神父的偉大,同時可見其溫柔、浪漫的義大利性格。

熱心助人的「萬應公」
深受眾人仰賴

由於呂神父熱心助人,而且有求必應,蘭陽地區的人都將他視為「萬應公」,只要有病人主動求助,他很少說:「不」。有時候醫

院同仁不免勸他：「應謹慎查核求助者的環境、能力後，證實有需要的人再伸出援手。」他卻回答：「會開口求人幫忙者，當然是真的需要幫助。」他從來不懷疑求助者的動機，只是不斷真心地付出。有一次，醫院裡遭竊，調查發現是一名病人所為，呂神父不但未將竊賊送警，還掏錢出來給他。大家覺得不可思議，他卻說，沒有人天生就想當小偷，這名病人一定是因為急需用錢，不得已才行竊。

　　呂神父最初以內科為主，不過當他從義大利學習回來後，就開始轉看小兒科。有一些舊病人還是習慣掛他的號，但因當時醫療環境已經專科化，所以他們無法像以前一樣給呂神父看診。這些老病人因此經常找呂神父抱怨，於是他要求掛號室，只要是老病人，就讓他們掛他的號。這些病人以前的病痛都是由呂神父治癒，因而對他的醫術，產生超高信賴感，而且這些阿公阿婆只要和呂神父說上幾句話，病就好了一半。例如王文鴻先生就是呂神父的死忠擁護者，因為他曾罹患重病，但已經被呂道南神父高超的醫術治癒了。從此，只要身體出現任何疑難雜症，他都一定會指名給呂神父看診。即使有時不便到醫院就診，呂神父也會親自到他家裡為他診治，由此可見呂神父平易近人的個性，只看病人的需要，完全不會考量是否造成自己的麻煩。

援救無數病童
每個孩子都視如己出

　　呂神父的診療室牆上，掛著一幅義大利友人送的素描：一名男孩獨坐窗櫺前，無助地凝視遠方，窗邊散置著又乾又扁的麵包。這是

呂神父的兒時印象，窮苦人家的孩子，總是得不到良好的生活照顧。基於這樣的憐惜，他竭力照顧病苦的孩子們，沒有任何保留。擔任他助手二十年的護理人員尤惠琴說，呂神父常從口袋裡掏出錢來，囑咐她交給某病患作為醫療費，她原以為，這些都是醫院提撥的社會福利金，後來才發現，其實是教會每月發給神父的零用金，也是他唯一的收入。呂神父以他的生命與行動來實踐天主的話：「你們為我最小兄弟所做的，就是為我做的。」這些孩子在呂神父的心目中，正是天父的兄弟、天父派來的天使。

有一對雙胞胎早產兒，出生時因為生命跡象薄弱，連親生母親方秋美都打算放棄，但呂神父卻不忍見到小生命就此斷送。他一方面安排這兩名小娃兒住進加護中心，一方面為她們申請社會救助。在醫護人員悉心照顧下，一個多月後，其中一名娃娃已可出院，而另一名情況較差，仍繼續留在聖母醫院接受照護。四個多月來，從保溫箱到嬰兒室，呂神父無條件的照顧這名巴掌大的小天使，一直到她變得健康、活潑，才抱還給母親。方秋美說，如果不是呂神父的堅持，她也許要為當年的小生命遺憾、自責一輩子。

這樣的例子不勝枚舉，聖母醫院成立早產兒基金會以來，已有近千名早產兒受惠，呂神父的愛，救助了不計其數的貧苦人家。

五結鄉民鄭林素卿，二個罹患地中海型貧血的女兒，也是呂神父挽袖、掏錢救活的。十九年前，鄭林素卿帶著高燒不退的大女兒來到聖母醫院求治，經證實罹患的是地中海型貧血，須長期輸血、注射排鐵劑維持生命。當時血漿有限，有錢也未必買得到，更別說清寒的鄭家。為了挽救小女孩，呂神父常捲起袖子，輸血給鄭家女孩，有時，

也會掏出口袋裡的錢塞給林素卿，要她去血庫買血救孩子。

　　兩年後，林素卿再度懷孕，產下次女，竟然又是地中海型貧血兒，她差點崩潰，幾度想棄之不顧。然而，不待她猶豫，每到該輸血的日子，呂神父就囑咐醫院員工，打電話催她帶孩子來就醫，並主動為她尋求社會救助。在醫護人員的照料下，兩名病兒逐漸成長，二十年來，鄭家姐妹定期到聖母醫院輸血維生，她們知道，自己的命是靠「院長阿公」，和許許多多醫護人員為她們保住的。

　　呂神父救治的小病人無數，他自己沒有孩子，卻把每個孩子視同己出。蘭陽的鄉親都信賴他，不管家搬得多遠，孩子生病了，也要不辭老遠的回到聖母醫院，要呂神父為他們診治。一名家長說，呂神父只要摸摸孩子的頭，他們就彷彿有了抗病的力量；偶爾病人太多，呂神父忘了摸孩子的頭，家長還會提醒他，別忘了為小寶貝「加持」。有些家長年輕時帶兒女來看病，如今，孫子生病了，還是要交給呂神父診治才放心；還有不少老阿媽，也堅持自己要掛小兒科門診，因為覺得讓呂神父看病才有效。

　　不論是診療室或辦公室，呂神父的桌上擺滿了孩子們的照片，相片中的小孩叫什麼名字，他不一定都記得，但每張照片都是一段他與孩子們愛的故事。家長們把孩子照片送給他，希望他們純真、健康的容顏，陪伴在「院長阿公」身邊。

　　小兒科門診護士尤惠琴小姐表示：「他是一位和藹可親，照顧病人無微不至的醫生，在以前貧困的年代，常常看到他從抽屜裡拿出高貴藥（抗生素）免費給病人使用。」呂神父常請尤惠琴到社工部領五百元，交給患有地中海型貧血的病人，有時他也會從自己口袋拿出

錢來給病人。原來地中海型病人每月要輸血兩次，醫院只能補助一次，另一次呂神父就用私房錢幫助病人。如果病人超過時間沒來，院長就會請尤惠琴打電話催病人來。要是病人家屬說不好意思來，呂院長就會要尤惠琴回答：「申請的錢已經下來了，請趕快來領」。呂神父就像是聖母醫院的聖誕老公公，也有人稱他是「好好先生」。

20多年的院長任期
持續提升醫院素質

呂神父從1977年接手第五任院長，直到2001年才正式卸任，長達二十四年的任期裡，他不僅是確保聖母醫院持續進步最重要的力量，也有相當卓著的貢獻。包括增加醫師的陣容及提高醫師的素質、

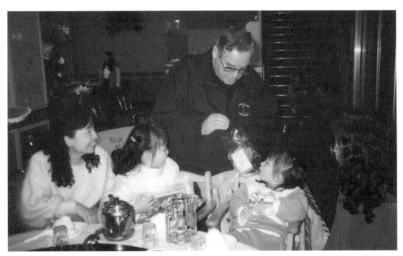

● 呂神父總是親切地招待小客人（左為尤惠琴小姐）。

提升醫護人員的待遇、增建醫院的硬體設備及添購新的儀器設備。2000年時，呂神父的健康出現極大的變化，先是被診斷出罹患非典型帕金森氏症，2001年在義大利，又被確診為進行性上神經核麻痺症（Progressive Supranuclear Palsy；PSP）。這些打擊，若是發生在一般人身上，絕對是無法承受的，然而神父卻坦然的接受它。除了配合治療之外，他也逐漸交棒。不過他還是會在醫護人員的陪同下，出現在醫院各單位，並且參加員工活動，此外，他還不時探望同樣在病榻中的弟兄馬仁光修士，以及潘志仁神父，若是沒有堅定的信仰，這種煎熬勢必很難度過。

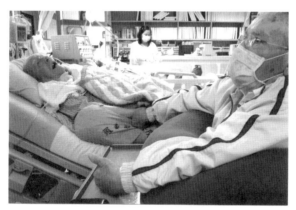

●呂神父（右）探視馬仁光修士。

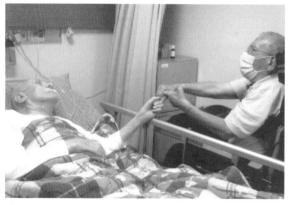

●呂神父（右）探視潘志仁神父。

自願全天候照顧呂神父的吳益銘表示：「我照顧呂道南神父已有九年，在照顧他的過程當中，從他身上學習到許多對人、事、物的新態度。在神父的鼓勵下，我進入羅東高商

進修學校就讀，繼續以前因故中斷的學業。」吳益銘在工作與課業的雙重壓力之下，於2006年4月罹患顏面神經麻痺及突發性耳聾，除了住院觀察，並接受長期復健診療。因為自己的切身之痛，因此更能體會病人的苦楚，所以能更盡心、盡力的照顧及陪伴呂神父。

醫療服務為終身使命
需要他的地方就是家鄉

　　2006年8月，呂神父在同樣服務於聖嘉民啟智中心的胞弟呂若瑟神父陪同之下返鄉省親，兩兄弟獲教宗本篤16世召見，這是他此生最光榮的時刻。其故鄉的親友也為呂神父舉辦晉鐸五十週年慶祝會，對這位將畢生精力，全部奉獻給台灣偏遠地區的同鄉子弟推崇備至，並且以他為榮。呂神父少年時期就立志獻身天主，不但接受教會教育與訓練，並且將自己獻給教會。他奉天主教靈醫會指派，到澎湖擔任惠民醫院院長，展開在台灣四十五年的醫療牧靈工作。羅東聖母醫院在他的領導下，規模日益擴大，現在已成為一所擁有六百張病床的區域教學醫院，同時也造福了不少人。

　　過去四十多年來，受到呂道南神父救助的人不計其數，蘭陽的鄉親也都十分信賴他。雖然呂神父自奉甚儉，卻樂於慷慨助人，將他所有的財物都用來幫助病苦人家或培育醫護人員。他也從不宣揚自己的善行，因為認為那是自己應該做的。他常常放棄休假，到偏遠山區義診，教育當地民眾正確的衛生保健觀念。由於對台灣的醫療有重大貢獻，在1995年獲財團法人厚生基金會頒贈醫療奉獻獎表揚。

家鄉的親友們，對呂神父在台灣的醫療服務，向來十分支持。呂神父年屆八十五歲高齡的叔叔表示，從多達三百名家族成員及鄉親出席慶祝彌撒，就可看出大家都以呂神父為榮。他說，這是他們家族近年來難得的盛大聚會，約有一百五十人從各地返鄉參加，其中包括另一名在菲律賓服務的胞弟馬里歐神父（Mario Didone）。親友們對中華民國駐教廷大使杜筑生忺儷，專程從羅馬趕到齊塔德拉參加呂道南晉鐸五十週年金慶，深感榮幸。

　　呂神父此次返鄉，除了獲得家人及鄉親的熱情擁抱之外，也獲得教宗本篤十六世接見及合照留念的殊榮。呂神父的心中沒有國界，即使在病痛纏身之下，卻仍一再表示，只要有需要他的地方，就是他的家鄉，因為他一輩子最快樂的事，就是能在醫療服務上，盡自己的棉薄之力。

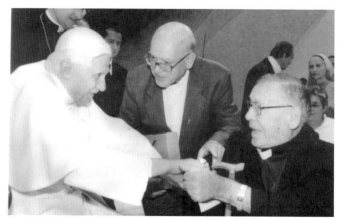

● 2006年呂神父（右一）返回義大利接受家人及朋友為他舉辦的晉鐸金慶系列活動，接受教宗本篤十六世（左著白衣者）召見祝福，弟呂若瑟神父（中立者）陪同。

呂道南神父大事紀

1933年12月08日	生於義大利巴多瓦省（Padova）齊塔德拉市（Cittadella）。
1958年6月22日	晉鐸神父。
1961年	奉派到澎湖馬公，擔任天主教惠民醫院院長，開始在台灣的服務工作。
1967年	教會派他來到羅東聖母醫院服務。
1973年	以四十歲高齡重返義大利巴杜大學，修習小兒科醫學。
1977年	重返蘭陽地區，擔任羅東聖母醫院第五任院長。
1980年	當選全國好人好事代表。
1982年	住院大樓改建完成，醫療大樓首期工程完成。
1984年	促成腎友及早產兒基金成立，同年獲選為敬軍楷模。
1989年	任內成立一般貧困基金及復建之友會，新門診醫療大樓落成啟用。
1995年	獲第五屆醫療奉獻獎。
2000～2001年	被診斷出進行性上神經核麻痺症。
2006年8月27日	回義大利參加晉鐸五十週年慶祝會，呂道南與呂若瑟神父二兄弟獲教宗本篤16世召見。

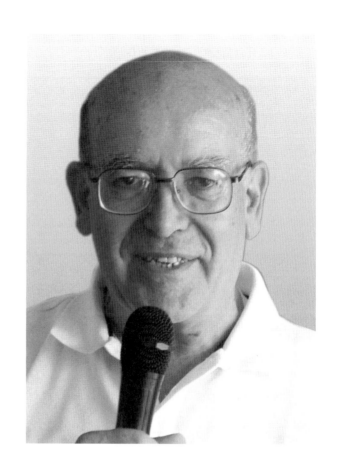

一生繫念於啟智教育

惠民啟智中心、聖嘉民啟智中心創辦人

呂若瑟 神父

呂若瑟神父（Fr. Didone Giuseppe）於1965年踏上了台灣這塊土地，從此展開他與台灣弱勢子民牽繫一輩子的情緣。1981年，呂神父於澎湖創辦了「惠民啟智中心」，1987年則回到宜蘭，創辦了「聖嘉民啟智中心」，2005年7月遷到三星鄉新址。2009年，也將丸山老人安養院遷到三星鄉，重新命名為「聖嘉民老人長期照顧中心」，兩個機構比鄰而立，成為幸福的療養園區。

尊重台灣在地習俗文化 最愛以「辦桌」方式聚餐

　　呂神父來台的歲月時光，今年已邁入了第四十六個年頭。有一次，呂神父接受電視台的專訪，主持人問他，這些年來在台灣的心得與感受是什麼？呂神父想了一下，回答：「剛來台灣的時候很年輕，心裡頭有點害怕，慢慢的覺得宜蘭這個地方和義大利的家鄉感覺很像，於是不知不覺間就習慣了這裡、適應了這裡。現在有時回義大利，那邊的朋友會要我回家鄉居住，我就會跟他們說：『我的朋友都在台灣，我要回去台灣。』對我來說，台灣就像是我的家鄉。」

　　和呂神父熟識的人都會覺得，他比台灣人更像台灣人，「入境隨俗」的在地化精神，在他身上展露無遺。受天主教洗禮的呂若瑟神父，從不忌諱走入台灣各地每所廟宇、認識在地文化；傳統民俗的中元普渡祭拜儀式，呂神父也會運用中西融合方式，帶領著員工們進行祈福祭拜禮；此外，逢年過節大團拜時，呂神父最愛的聚餐方式就是台灣人的「辦桌」。

呂神父從年輕至今的一言一行，經常讓人深深感受到他對台灣當地文化與不同宗教信仰的尊重與參與；雖然他有著信仰上的堅持，卻沒有不同信仰的排拒與偏執，他總是運用「貼近」的方式來認同與尊重在地的文化，再用智慧的行動來傳達耶穌基督的愛與福音。

貧困童年
種下關懷弱勢的種子

呂神父於1940年5月26日出生於在義大利巴多瓦省（Padova）的齊塔德拉市（Cittadella），在一個有九位兄弟姐妹（五男四女）的家庭中成長。排行第五的他，也是家裡的次子，和兄長呂道南神父、排行第六的弟弟瑪利歐神父，先後都投入教會工作與服務，家人對他們奉獻的精神都表示支持與讚同。

呂神父的父親是鐵路局的員工，閒暇時利用土地耕作種些麥子，脾氣很壞的爸爸，有時也喜愛喝喝酒。因為弟弟妹妹接連出生，家中的經濟壓力很大。當時僅仰賴父親微薄的薪水收入，呂神父跟兄弟姐妹的童年生活，可以說過得相當清苦。1950年，十歲的他受哥哥呂道南神父的影響，進入天主教靈醫會的修道院讀書、學習，而靈醫會是以福音、醫療、慈善關懷為宗旨的修會。當時父親希望他將來長大工作幫助家計，因此表示反對，但是母親卻很贊成他們的決定，所以還是積極鼓勵他們進修道院。

很多人都知道義大利的葡萄酒特別好，喝過的人都讚不絕口，但對整天赤足穿梭在無邊無盡葡萄園的呂神父而言，葡萄酒的滋

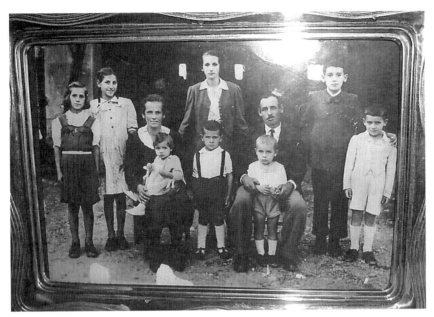

● 呂若瑟神父（右一）的全家福。

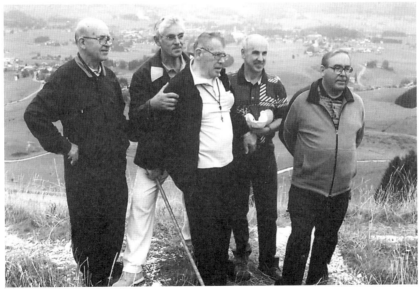

● 家中共5位男生：呂道南神父（Antonio；中）為長兄、呂若瑟神父（Giuseppe；左
一）、馬力歐神父（Mario；右一）、另一位分別是Albino醫師（左二）及木匠（右
二），圖為2006年攝於義大利家鄉。

味，摻雜著特別的記憶。呂神父說：「很多人都說義大利的葡萄酒好甜，哪裡是甜的？是好苦才對！在那個貧窮的年代，光靠一個小員工的微薄薪資，要應付嗷嗷待哺的九張口，爸爸的薪水哪裡夠吃？所以我們從小必須幫忙照顧葡萄樹、採摘葡萄、擠釀葡萄酒汁……那可都不是好玩的事呢！所以，葡萄酒甜不甜？其實甜中帶苦呢！」

先後於澎湖、宜蘭創辦啟智中心
為身心障礙兒童投入全部心力

1964年，呂神父在義大利晉升為神父，隔年即離開義大利，前往台灣服務。他在新竹整整用功的學了兩年中文，隨後才到宜蘭縣冬山鄉的「丸山修道院」擔任院長。一開始，呂若瑟神父為傳教工作忙碌，但他對於智能障礙兒童特別關心，也漸漸投入全部心力。對這群折翼天使而言，呂若瑟神父無疑是上主派來的守護者，讓他們獲得無微不至的照顧。

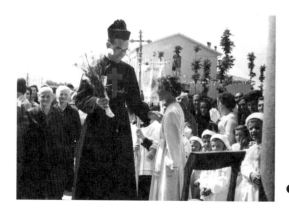

● 晉鐸神父，接受親友的祝福。

1974年，呂神父遠赴澎湖白沙鄉從事牧靈工作，他為了讓更多的村民認識天主教靈醫會，經常挨家挨戶的進行家庭訪問。常進行家庭拜訪的他，發現當地有很多身心障礙的孩童，因為父母外出謀生或忙於家計，根本無暇、也無力照顧他們，甚至連最基本的受教權都被剝奪了。當時澎湖根本沒有任何身心障礙機構可以收容這些孩童，也無法提供基本的照顧和教育。

　　呂神父腦筋動得快，他開始嘗試招募一群富有愛心與耐心的教師，對這群缺乏關懷的身心障礙兒童展開適當教育。他先成立了「海星園」，專為小兒麻痺症的兒童舉辦活動、

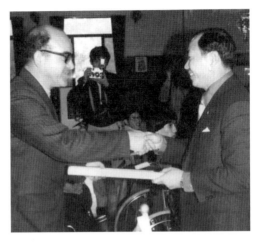

● 1980年澎湖縣長表揚呂神父對啟智教育的貢獻。

夏令會，並在1983年立案，正式成立了天主教「惠民啟智中心」，以擴大對身心障礙孩童的服務，成為當時、甚至現今澎湖地區唯一的身心障礙日間托育教養機構。

　　在澎湖服務十年期間，呂神父獲頒澎湖縣「好人好事代

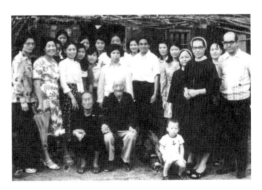

● 呂神父（右一）與澎湖的教友合影。

表」與「榮譽縣民」等榮耀，更與當地居民建立了親如家人的情誼。

靈醫會因為擴大宣教的需要，將呂神父召回到台灣。他在宣教的過程中發現，不只是在澎湖，就連當時醫療設備尚稱完善的台灣本島，也有很多身心障礙兒童，同樣面臨缺乏照顧和教育問題。因此，為了讓家有身障兒的父母，能夠更了解如何照顧他們，並讓他們接受有系統的教育，呂神父又開始挨家挨戶在宜蘭地區進行地毯式拜訪。有時也會碰到家長，因為不願面對家有身障兒的事實，而讓呂神父的好意石沉大海，不過他並不因此感到氣餒。

對呂神父來說，那些最卑微、最乏人關照的智能障礙兒童，始終

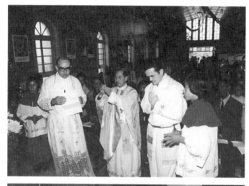

● 年輕的呂神父於彌撒中的神情
（左二）。

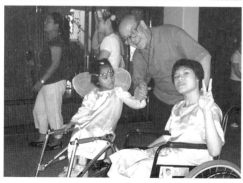

● 呂神父親切地對待折翼天使們。

是他所最掛念的。於是他開始整修廢棄的「丸山修道院」房舍，並且為身障兒童招聘師資。1987年6月30日，「聖嘉民啟智中心」正式籌創完成，成為宜蘭縣專門收容智障孩童、青年的所在。從此，呂神父加緊挨家挨戶拜訪身障兒的家屬，希望他們將孩子送進中心，並在半年後正式為孩子們上課。

呂神父深深相信：「桑樹永遠變不成榕樹，但我們能讓它長成茁壯的桑樹。」呂神父一向不喜歡宣揚自己所做的工作，或許是個性使然，也可能是「右手作的善事不要叫左手知道」。

打造聖嘉民啟智中心
為折翼天使提供早療服務

當呂神父打算辦一所啟智中心，照顧這群智能障礙的孩子時，他向縣政府提出申請，不過好心的工作人員告訴他，縣政府就要建一所收容智障者的教養院，勸神父可以不必如此辛勞。但呂神父認為要有「即知即行、先做再說」的精神，執意創辦聖嘉民啟智中心。

多年來，院內已從最初十四名身障兒，增加到一百二十位之多。呂神父及中心的員工，始終秉持著維護人權、有教無類及均等教育的原則，給予智能障礙者尊嚴、希望與平安，更指導、協助父母對智能障礙子女的教育工作。

「聖嘉民啟智中心」從創辦至今，已陸續成立日間啟智組、重殘養護組、職業訓練組及早療服務組。雖然收費低廉，但照護成本卻相

當高，多年以來，呂若瑟神父不斷向國外募款，只為對孩子付出更多的關心，讓他們更有能力去適應充滿坎坷的未來。

日間啟智組分為：學前班（四～六歲）與學齡班（七～十五歲），學員都是屬於智能障礙的學童，每天通勤到中心上課，學習日常生活與社會適應能力的訓練。呂神父說：「啟智組的孩子，多半上課超過十年，他們和我都有著家人般的情感。」

重殘養護組主要是收容植物人及全身癱瘓的病患，提供他們全天候的生活照顧。呂神父往往一床接一床的安慰著病患，並親切地叫喚他們的名字，貼心與耐心的舉動令人動容。

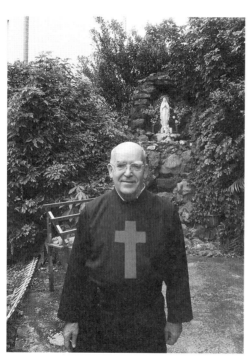

● 信仰是呂神父源源不斷熱情的來源。

職業訓練組則是十八至三十五歲、能自理生活的智能障礙青年，中心提供烹飪、縫紉、洗車等技能訓練，並輔導他們就業。目前聖嘉民中心的午餐，都是由職訓組學員負責，提供他們發揮一技之長的機會。

針對學齡前發展遲緩的兒童，則成立早療服務組，以提供早期的協助與治療。對呂神父來說，只要是能幫助孩子們健康、快樂成長的工作，他都樂此不疲。

員工眼中的「壯牛」
平日只靠工作保養身體

日間啟智組的孩子，經常在廣場上遊玩，看到「陌生的訪客」，都會掩不住高興神情，紛紛跑向前來打招呼。中心的老師們都有著熱忱的心，對那些患有肌肉萎縮症、軟骨症及其他不良於行的智障兒，十分細心地看顧，並不時幫他們按摩、裝出逗趣的童音，以換得孩子的笑容。

「每天下課，神父都會規定全體老師到大門口，向所有放學的孩子揮手道再見。」社工員游巧玲說，這裡是個充滿善良人性與真誠關心的地方，相信孩子們的內心，一定能體會這份出自善意的關心與愛。

在「聖嘉民啟智中心」，呂若瑟神父經手照顧過的孩子已達上千人，有智能障礙兒，也有自閉兒。「他們都很可愛，可能有人認為他

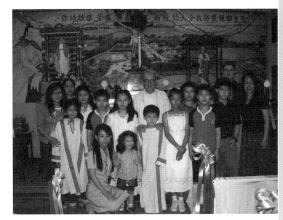

● 呂神父與天主教友們的合照。

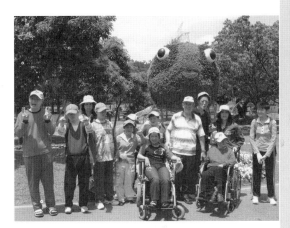

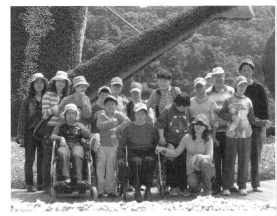

● 帶著折翼天使出遊綠色博覽會。

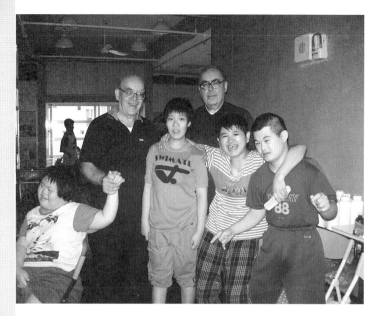

● 神父的笑容總是陪伴著這些可愛的天使。

們是傻瓜，但他們卻都懂得別人對他們的好。」神父說。

多年來，呂若瑟神父每天全部的生活，不是睡覺，就是工作，但他卻不曾出現過疲憊或抱怨的言行舉止，只是隨著年紀漸增，身形漸漸佝僂。聖嘉民的社工員常以「壯牛」來形容呂神父，因為他平日只靠工作勞動來保養身體，而且神父走路好快，跟在後面必須用小跑步才跟得上。

聖嘉民啟智中心已造福不少智能障礙兒童，但看著已四十多年歷史的老建築搖搖欲墜，呂神父希望社會各界能幫助中心繼續生存下去，讓這些智能障礙的孩子們可以找到嶄新、溫暖的避風港。

喜迎聖嘉民新家
愛心跨越宗教與國界

2005年7月，經由各界的踴躍捐款，「聖嘉民啟智中心」遷建三

星鄉的新家計劃，終於有了著落，所有院童也在該年12月正式進入新園區上課。

新落成的聖嘉民啟智中心，計畫添購二十二人座中型巴士當成院生交通車，當時總共需要二百七十萬元的購車款，經各界捐助後還少八十萬元。五結鄉四結福德廟得知這個消息後，馬上慷慨捐助五萬元。呂神父為了感謝福德廟捐款贊助，特別跨越了宗教上的界線，親自帶領院生到廟裡向主神土地公呈報稟文，以表達謝意。在福德廟主委陳榮楷協助下，還用義大利文在稟文上簽名，然後放進香爐內焚化。呂神父除了感謝廟方捐款善舉，也祈求土地公協助中心，儘速募足購買院童交通車的款項。果然，經過新聞媒體報導，學童的交通車最後順利募足款項，解決了偏遠地區兒童的交通問題。

丸山分院於1993年轉型為丸山老人長期照顧中心，並且開始收容貧病孤苦的老人，同樣的也於2009年遷建到三星鄉的新住所。當時慈濟志工也跨越宗教藩籬，長期前來帶動長者一起學習、帶著老人參與戶外活動，更關懷聖嘉民啟智中心的院生，陪伴他們進行戶外教學活動。

慈濟志工到聖嘉民療養園區，張貼靜思語海報，並以靜思語為主軸，安排了靜思語教學、戲劇表演、手語表演等活動，也邀請了南陽義學民俗舞蹈班、手語班前來表演，增添活動趣味性。

呂神父也感恩慈濟志工的用心，並分享天主教靈醫會的精神，與慈濟大愛無國界的精神是一樣，都是付出無所求、視病如親的宗旨。呂神父更進一步表示，希望慈濟志工多和聖嘉民老人長期照顧中心、聖嘉民啟智中心互相交流，以同樣的理念讓長者、院生感到幸福與平

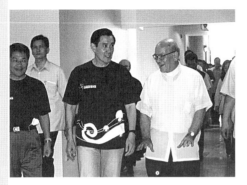

●2009年帶著馬英九總統參觀聖嘉民長照中心。

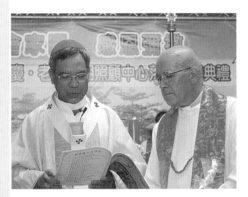

● 2009年聖嘉民長期照顧中心啟用感恩彌撒。

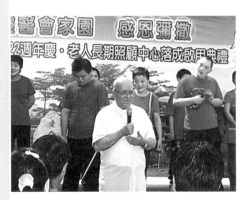

● 2009年聖嘉民長期照顧中心啟用，神父帶領孩子們表演。

安，同時實踐「愛心不分國界，關懷不分宗教」的精神。

眾人眼中的呂神父
不斷以善意與愛澆灌世界

「在中心與呂神父共事已經二十一年，最令人感到驚奇的是，在這漫長歲月裏，神父待人的態度和行事風格完全沒有改變。他依舊追求完美和效率，也同樣對人和藹可親，並以無私的大愛來對別人付出。」一位中心的員工說。

對所有人而言，呂神父就像是一位和藹的長輩，平易近人，又讓人感到安心。他不管是對學員或是教保員都疼愛有加。從前中心剛成立的時候，為了看看學員們的生活狀況，他常常一大早六點就來探望。晚餐時，也都會來和學員們說說話、握握手，和學員互動、並關心他們一天的生活狀況。現在神父對學員的照顧還是像當初那樣無微不至，所以學員每次看到他總是特別的高興，一群人在神父周圍跟前跟後的，就像是歡

迎父親回家一樣！他們總是有好多話要對神父說，有好多事情要跟神父分享！

在員工的眼中，呂神父是一個充滿良善、仁慈、寬恕、和藹的神父。凡事以學員的服務為最大考量，而且常常有過人的先見之明。呂神父有一顆永遠不老的心，他的年齡像是永遠停留在二十五歲（來到台灣的年齡），永遠有著超人般的精力。他是一個行動派，只要

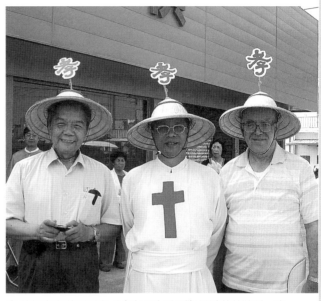

● 積極參與社區活動（由左而右分別為呂鴻基前院長、高國卿神父、呂若瑟神父）。

他認為是「好的」、「有意義的」事情，他就會積極的去做，絲毫不曾遲疑。

「記得中心剛成立的時候，呂神父時常到國外為中心募款。即使啟智中心有財務困難，他仍然對那些付不出學費的家庭伸出援手。畢竟，對神父而言，孩子就是上帝派來的天使。」一位家長這麼說。

「只要是有辦法坐起來的孩子，神父一定要求老師白天要讓孩子坐在輪椅上，並要帶他們到處走走、看看，不可以讓孩子整天都躺在床上」。呂神父還嚴格規定，不可以對學生有任何體罰的行為，不然就把老師辭退。因為無論是什麼樣的孩子，他都希望能帶給他們尊嚴！一個來自遙遠的外國、沒有自己孩子的神職人員，這份情、這份

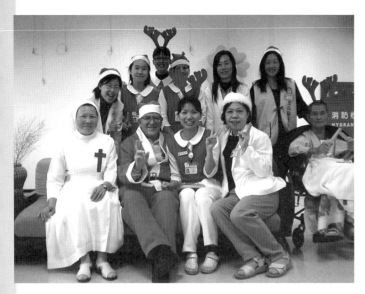

● 呂神父（前排左二）在安寧病房與員工、病人慶祝聖誕節。

愛、這份付出，連台灣人也自嘆不如！

「如果有人問我此生最大的貴人是誰？我會告訴他：是呂若瑟神父。」許多教友們都曾這麼說。

一位中心的老師兼教友回憶：「還記得當年應徵啟智中心老師時，神父面試時只問了一句話：『你有愛心嗎？』我當時遲疑著答不出話來，神父又問了一次：『你有愛心嗎？』我回應：『我不知道！』當下我的腦子裡想著：『愛心不是用口說的，面對這些身障的孩子，我不知道能不能做到！』感謝神父給了我機會，三天後即安排我參加職前訓練，從此成為聖嘉民啟智中心大家庭的成員。」

在很多教友眼中，呂神父就像是「過動兒」，他總是閒不下來，腦子裡不停的想很多點子或方法，只為了去做福傳和愛德的工作。十幾年前，呂神父就想到為老人做定期的電話關懷和到宅慰問，後來又帶領教友成立聖母軍、靈醫會家庭，繼續以訪視慰問病友、服務老弱者、傳福音。大家經常看到他形色匆忙的背影，就不覺打從心底深深的感到敬佩。

用盡每一分力量
奉獻啟智教育

　　只要來過澎湖的「惠民啟智中心」與宜蘭的「聖嘉民啟智中心」，就會感受到呂神父秉持天主博愛的精神，在啟智教育這條路上盡心盡力，陪伴這些智能障礙的孩子和家長們走過漫漫長路。呂神父不但讓他們感受到社會的關懷與溫暖，並給予他們尊嚴、希望和平安，更以「人飢己飢、人溺己溺」精神，為他們創造良好生活空間和學習環境。呂神父期許能透過完善的啟智教育，使他們學會生活自理，甚或就業服務，進而有回饋社會的機會。

　　來台已經四十六年、照顧智障兒超過三十年的呂神父，可以說是終身為啟智教育奉獻。他不僅提倡啟智多元教育的發展，也在社區與醫院從事牧靈工作，總想用盡他身上的每一分力量，去幫助需要幫助的人。呂神父為這些折翼天使所做努力令人感動。關心他的人莫不希望呂神父好好照顧自己身體，因為還有許多需要他慰藉的心靈，正期待他的幫助。

　　聖嘉民社工員曾在一篇「微醺‧鄉愁」文章側寫呂若瑟神父，似乎能為他充滿愛心的身影，稍稍下一個註解：

　　憶兒時，兄弟姐妹九人常為吃顆糖吵成一團，長大後早已開枝散葉，分居各地，家中有兄弟三人成為神父，現在仍有幸與他形影不離的，是年邁的老哥哥呂道南神父。爸爸、媽媽已榮歸天國。

　　問他可有鄉愁？或許如人飲水，冷暖自知。他說鄉愁像酒，像他

兒時和兄弟姐妹合釀的那一桶桶葡萄酒，又苦又甜。至於鄉愁的滋味
…微醺。

　　「半畝方田一鑑開，天光雲影共徘徊，問渠哪得清如許，唯有源頭活水來。」朱熹著名的〈觀書有感二首〉如此寫道。用來對照於呂神父四十六年來在台灣的奉獻，卻是貼切無比！

　　無論是福傳或是啟智中心的創辦與經營，一路走來呂神父雖然面對著各種艱苦與挑戰，卻總是讓人覺得「無憂無慮」。事實上，無憂，並不是沒有煩惱，無慮，也不是沒有阻礙，而是在他身上展現出那令人深刻感受的彌撒經文：「我們全心歸向上主」。

　　凡走過必留下痕跡，這些年來呂神父在他所經歷的每個地方，都譜下了不同「愛的樂章」，那一篇篇愛的樂章除了令人動容外，更是餘音繞樑、不絕於耳。「問渠哪得清如許，唯有源頭活水來」，呂神父對所有事都抱持著處之泰然的態度，正是源於他那方寸之間、川流不息的活水之愛。

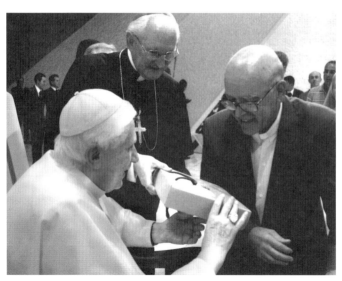

● 2006年獲教宗本篤十六世接見祝福。

呂若瑟神父生平大事紀

1940年	出生於義大利的Cittadella（Padova）。
1950年	於Mottinello（Vicenza）入修會。
1964年	晉鐸神父。
1965年	離開義大利來到台灣。
1968年	擔任位於宜蘭縣冬山鄉的丸山修道院院長。
1971年	擔任北成天主堂副本堂神父，負責丸山、大隱、大洲傳教牧靈工作。
1974年	赴澎湖白沙鄉擔任牧靈。
1983年	於澎湖馬公創辦「惠民啟智中心」。
1986年	擔任羅東聖母醫院總務主任，並負責冬山鄉牧靈工作。
1987年	於宜蘭冬山創辦「聖嘉民啟智中心」。
1995年	擔任羅東天主堂本堂神父，並負責三星鄉、冬山鄉牧靈工作。
2001年	擔任第十總鐸區總鐸。
2004年	擔任聖心會院院長及參議員。
2005年	遷建聖嘉民啟智中心。
2007年	擔任靈醫會台灣區會長暨財團法人天主教靈醫會董事長。
2009年	遷建聖嘉民老人長期照顧中心。

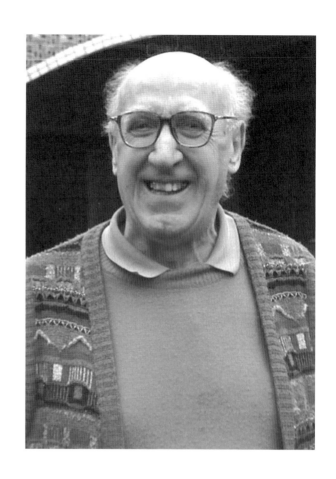

折翼天使的守護者

惠民殘障服務中心創辦者

謝樂廷 神父

謝樂廷神父（Fr. Rizzi Celestino）於1937年誕生於義大利的阿爾卑斯山，他總是以雄壯威武的阿爾卑斯山人為榮。他的身材魁梧，說起話來鏗鏘有力，但卻有一付溫柔、善良、仁慈的好心腸。

　　義大利大都是天主教徒，一般家庭信仰都很虔誠，認為能夠當神職人員，是一種無比的光榮。謝神父從小就憧憬能夠當神職人員，很羨慕哥哥們都能如願以償的當上神父。曾經有一位老神父問他：「斯帝諾，你將來要做什麼？」他不假思索衝口而出說：「我將來要跟您一樣當神父」老神父問：「為什麼想當神父呢？」他說：「不為什麼，就把它當作使命而已」。

　　進入修會學校以後，他很努力的實踐當神父的使命。謝神父一路從國中、高中到大學，都在為修道之路學習、做準備。而為了以後能晉鐸當神父，唸完大學的課程後，他又修了四年的哲學，跟二年的神學。之後，便如願以償在修會潛修，這是他一直以來的夢想－修道，然後服務的人生。

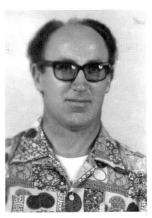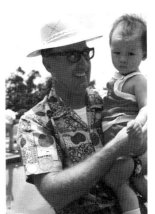

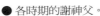 ● 各時期的謝神父。

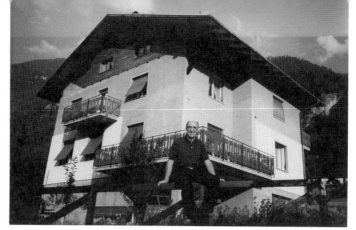

● 謝神父的家鄉。

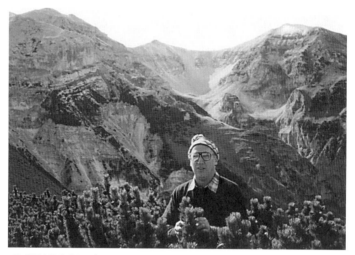

● 謝神父與阿爾卑斯山。

追隨兄長的腳步到台灣
用一輩子的時間為弱勢服務

　　二十五歲，是個正值意氣風發、充滿朝氣的年紀，一般人此時都在享受生命、享受奔放的青春，但是謝神父卻選擇不一樣的修道人生。有人好奇的問他：「為什麼不選擇平凡的尋常生活？選擇結婚生

子這條路？難道是受到什麼挫折打擊？」他笑笑的說：「我並沒有受到什麼挫折打擊，選擇這條路可以服務更多的人，做更多的事，這才是我所要的人生。」

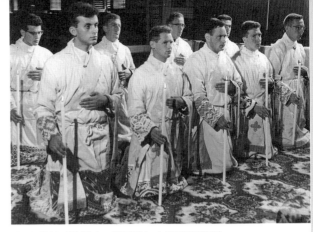

● 謝神父（後排左3戴眼鏡）在神學院發願。

一直以來，謝神父都懷抱著一個心願，就是希望有一天能夠侍奉天主、服務人群，所以他選擇了入世，作一個服務人群的傳道者。

他說，聖經上讓他記憶深刻的一句話：「為弱小兄弟作的，便是為我作。」所以他想用一輩子的時間來為弱勢者服務，覺得唯有完全的投入，才能完全的奉獻，這是他的使命，他將義無反顧。

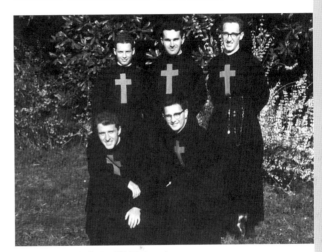

● 成為靈醫會會士（後排右一）。

他永遠都記得，在神聖的祭台前，主教為他作完一切儀式，宣賜他已晉鐸成為神父時，他有一股前所未有、重生的感覺。

與謝神父同鄉的幾位大哥，都去台灣的羅東聖母醫院服務。為了追隨他們的腳步，他也提出了到台灣的申請，第二年他就獲准到這個位於東方、在地圖上也不起眼的彈丸之地—「台灣」。

臨行之前他回去探望母親，並把自己的想法和志向告訴老人家。他的母親是一個信仰虔誠、傳統的女性。一般人都希望孩子能傳宗接代，她卻讓孩子皈依天主，她說：「當孩子有更高尚的志向，願意用另一種方式作為傳承時，她當然給予支持和鼓勵，只希望他們能作好天主的傳道者，以愛跟關懷、去體貼別人，從此把天主的愛傳播給世人。」有這樣的母親，難怪會教育出寬仁美善的好兒子。所以當別人問她，為什麼捨得讓兒子去當神職人員時，母親總是說：「這大概是神的主意吧！一切都隨他們兄弟自己的意願，沒有人左右他們怎麼做。」

■ 以流利的中文與赤誠之心和居民「搏感情」

　　所謂「工欲善其事，必先利其器」，為了跟居民們有更好的溝通，謝神父一到台灣，馬上開始學習中文。因為他覺得語言是人與人

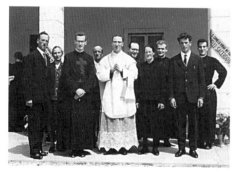

● 家人慶賀謝神父完成神父訓練 （由左而右為兩位哥哥、謝神父、母親、弟弟）。

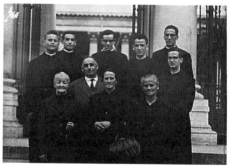

● 1959年正要由義大利來台灣的靈醫會神父（後排左二為呂道南神父，右一為謝神父）。

之間溝通的橋樑，缺少它便窒礙難行，於是他先到新竹外語學院學習。他的學習力很強，而且也相當用功，讀了兩年中文課程之後，不僅能琅琅上口，還認識了中華文化。

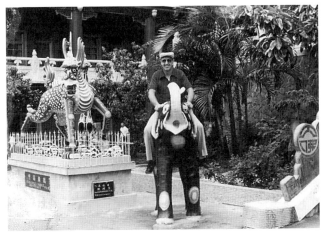

為了學好語言，他常常找當地人閒聊，雖然鬧過幾次笑話，卻也加強印象，所以他學得很快。許多人聽他講中文那麼順溜，還以為他是老台灣呢！流利的語

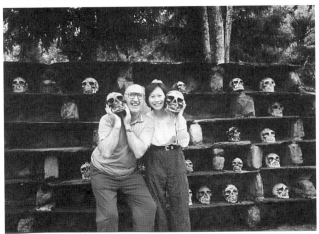

● 謝神父天性樂觀開朗，臉上永遠掛著笑容。

言帶給他生活上很多方便，在跟別人建立情誼上，也有不少幫助。

由於他生性活潑，待人親切又樂於助人，所以走到哪裡都有朋友。雖然身為神父，但他並不排斥別的宗教，為了了解當地的風俗，還常去觀察廟會、慶典的活動。

「謝神父，我們家拜拜、請客，你來讓我請，好嗎？」「好呀！謝謝！」在地人就是這麼熱情，總是邀請他到家中作客，所以他也不會因為宗教上的差異，而拒絕別人的好意。

他認為人與人之間的交往，貴在真誠，所以每次有人請他幫忙，他一定義不容辭的相助。也因為他熱心助人的性格，很快的，就結交了很多朋友。

1969年謝神父被調到澎湖馬公的惠民醫院，那是個比台灣本島更落後的地方。不過他並不為貧瘠的環境所苦，反而很喜歡澎湖，因為這裡是個充滿陽光的島嶼，長長、藍藍的海岸，風景很像希臘。澎湖的居民大多是漁民，他們靠天、靠海討生活，而且普遍貧困。

當時，澎湖的民風傳統又保守，對於新事物即使不排斥也很難接納，尤其對於西醫的治療，更是不信任。澎湖當地居民一旦生病，大都會求神問卜來尋求協助，或沈迷於傳統療法，但也往往因為這些因素，把病情給耽誤了，對於這樣的情況，謝神父傷透腦筋，不知道要怎樣去突破這道牆。他感覺在那樣封閉的民風下，想要跨越那道藩籬似乎很難。

一開始，謝神父到漁村作深入的探訪時，這些討海人對他有些排斥。不過不管當地人如何對待，他都在他們需要時，主動伸出援手幫忙。後來居民們發現他很親切、又有禮貌，也就不再排斥，甚至，反而相當熱情的對待他。討海人大都很純真，只要真誠相待，他們也會用一顆赤誠的心來博感情、交朋友。因為謝神父豪爽又樂於助人的性格，很快的，就結識了許多當地的漁民朋友，這也使他更了解當地人的生活習俗。

策畫巡迴義診與醫療講習
幫助民眾相信醫學、破除迷信

　　有一次謝神父聽友人說：「村落裡有一位少年得到莫名的怪病，大肚便便，有如孕婦般的腫脹。偏偏他的家人迷信於求神問卜，不肯帶他上醫院求診。」一聽到這樣的事情，他馬上擱置手邊的工作，偕同醫師驅車前往。

　　一路上他們為那孩子祈禱著，希望還來得及救他。謝神父的車子在鄉間小路上飛馳，東彎西拐，路面又坑坑洞洞不太好走，加上不知道那家人詳細的住處，東問西問之後，好不容易才找到，誰知道當他們表明來意時，卻被拒絕於門外。

　　無計可施的謝神父，後來請求當地士紳幫忙，才讓那家人允許他們看診。當時，那孩子已經病得不輕，經過醫師診斷，發覺情況相當危急，必須馬上送到醫院，作進一步的診療。不過任憑謝神父與醫師說破了嘴，孩子的祖父母、父母，仍然不為所動。謝神父沒想到竟然會有這樣荒謬的事，想不到一片真心想幫忙，卻碰了一鼻子灰。

　　之後，他們才從側面了解，原來那家人經過求神問卜，得到的答案是：「那孩子只要挨過七七四十九天不出門，病情就會不藥而癒了。」儘管孩子的父母相當堅持不就醫，但謝神父並沒有放棄，心中仍然十分記掛著那個孩子。一個星期後，當他們再度探訪，發現一切都已經太晚了，那位少年已經撒手人寰。謝神父為這件事難過好久，他很清楚若要悲劇不再重演，除了打破迷信外，就是讓他們認識正確的醫療常識及相信醫學。

在往後的歲月裡，他著手策畫義診活動，並在醫師的協助下，開始巡迴澎湖各地。除了義診之外，他們也舉辦醫療講習，希望藉此能夠打破迷信的陋習，從此不再有悲劇發生。

為了實踐這個計畫，他費盡心力，七、八年之後，隨著醫療知識逐漸提升，那些漁民生病的時候，已懂得上醫院來求診。經過多年的經營，這份苦心總算沒有白費。他在日誌上寫道：「原來知識才是力量，這是件最值得慶幸的事。」

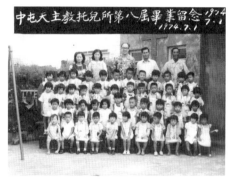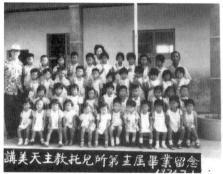

●謝神父在澎湖的事工還包括幼兒教育。

大街小巷尋覓小兒麻痺患者
常被誤認為騙子仍勇往直前

1977年，謝神父被調回台灣本島，派任惠民殘障服務中心。惠民殘服中心的前身是聯誼中心，謝神父接手以後，不但修改名稱，並擴展服務，期望能做得更深、更廣，幫助更多人。

小兒麻痺曾是全球性的流行疾病，讓人聞之色變，1950～1960

年代，台灣也開始流行。病毒侵襲著整個台灣，許多孩童因此終身肢體殘障。當時醫療環境不像現代這樣發達，小兒麻痺的病毒並沒有馬上被控制住，甚至過了幾年之後，肆虐的情形反而更加嚴重，有數千人受到感染而癱瘓、甚至死亡。

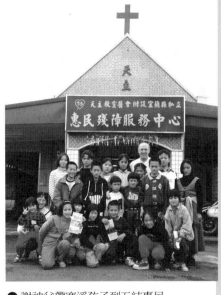

● 謝神父帶寒溪孩子到五結惠民殘障中心辦夏令營。

也許上主垂憐這些身障者，所以派遣守護天使前來台灣。靈醫會會士本著人溺己溺、人飢己飢的精神，創辦惠民殘障服務中心，專門為這樣的小孩服務。靈醫會這些外國人，以不求回報的精神，全心全力來幫助台灣人，令很多在地人相當驚訝。有人問謝神父：「服務要不要收錢？」他回答的很妙，他說：「聰明的會賺錢，但我不怎麼聰明，所以賺的是仁義。」明知道這是項吃力不討好的工作，然而他們的宗旨是「只問耕耘，不問收穫。」

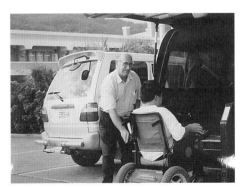

● 謝神父協助身障朋友上車。

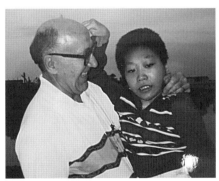

● 將身障小朋友視如己出，疼愛有加。

本來惠民所服務的對象只有寥寥數個，並非當時的身障者很少，相反的，由於適逢小兒麻痺症的流行期，受害者很多，然而能夠走出來的卻沒幾個。當時的醫學並不發達，民生蕭條、普遍貧窮，社會福利能給予的幫助很有限。身障者連手冊都沒有建立，更別說社會的關懷與扶持了。

　　經過一番討論後，幾個神長跟謝神父的看法都一致，他們認為那些小孩可能連書都沒法讀，應該是窩在家裡走不出來。「既然他們不能來，那我們就去找他們。」

　　剛開始，謝神父每天騎著機車在大街小巷尋尋覓覓，希望找到身障者的蹤跡，進而幫助他們。可是找來找去，卻只能找到寥寥幾個。後來從一些人的口中得知，有些小孩在學校，但大多數在家裡、走不出來。

　　謝神父跑來跑去的怪異行為，有時候難免招來嘲笑和懷疑，有人好奇問他：「到底在找啥？」謝神父回答：「我在找小兒麻痺的小孩。」

　　在當地人的眼中，謝神父的行為的確很奇怪，他們不了解為何要尋找小兒麻痺症患者？難道這個外國人不懷好意，想詐財嗎？對於他們的疑問，謝神父都很有耐心、不厭其煩的回答，他和氣的表示：「我是個神父，您看我像壞人嗎？！」經過一番解釋後，相信他的人也愈來愈多。

　　由於當時的民風保守，進行家庭拜訪更是困難重重，常常一片好意，卻被誤以為是騙子。不過謝神父對這些誤解都不以為意，因為他是真心想幫助小兒麻痺症的孩子。不管別人如何的排擠、誤會他，他

都會跨越重重難關，勇往直前的完成使命。

　　終於，精誠所致，金石為開。謝神父的真心感動了大家，加上認識他的人愈來愈多，經過大家的奔相走告，願意接受惠民幫助的人也就開始增多了。

　　每當謝神父看到縮成一團，或是在地上爬行、臥床不能動彈的孩子們，心裡總是相當難過。只有幫助這些孩子們重新站起來，才是他最開心的時刻，此時他便會虔誠的向天主謝恩說：「謝謝上主，您又幫我拯救一個孩子。」除了帶這些孩子到醫院治療之外，謝神父也安排他們到習藝中心上課，讓他們在獲得救治之後，也學習一技之長。

　　有一位身障朋友曾打電話給他，說：「神父，我考上特考，可是上班的地方很遠，我又沒有代步車，該怎麼辦？」結果他不但把電動代步車送到那位身障朋友的住處，並且一遍又一遍的教他怎麼開，直到對方學會，並且安全上路為止，他才放心離開。

　　平時謝神父最擔心夜間電話響起，並不是因為怕被吵醒，而是擔憂那些小孩突然生病，所以每天夜晚來臨，他都會為他們默禱一切平安。

　　經常正在祈禱著，電話鈴聲就劃破了這份寧靜！電話那頭急

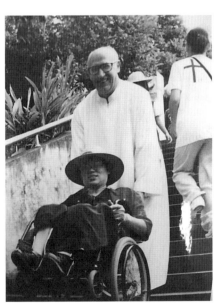

● 謝神父協助身障朋友下樓，處處可見其貼心。

切的叫著：「神父，我明天必須趕到榮總，那位醫師只有看明天的診而已，我的藥快沒了！」

「好！好！別急，那幾點去接你呢？」神父問那孩子的意見。「六點半好了，可是神父我怕暈車，可不可以走濱海公路？」神父爽快回答：「當然可以！」。

像這樣的事時常發生，只要是他們有需要，謝神父總是欣然伸出援手。

很多人無法理解，為什麼謝神父可以不為名利、無怨無悔的付出一切？在這個現實的社會中，像他那樣的人，真是個令人敬佩的稀有動物。他說做人只是盡本份而已，這是個群聚的社會，人是相互依存著，有能力幫助別人的時候就盡力而為，或許哪一天我們也有需要被幫助的時候。

服務弱勢不為表揚
身障者的進步是最佳獎賞

謝神父對自己的工作很盡職，每當他認識一位新朋友，必定會記下他的殘障等級，以及需要哪方面的協助及治療。數十年來，他名冊的人數，從十多個名字，一直增加到一千三百多個人。當這些人向謝神父求救時，他就會馬上放下手邊的工作，立刻為他們服務，甚至跑遍台灣各地也不覺得辛苦。

常有新聞媒體想要採訪謝神父，但都被拒絕。有幾次大家提議應該讓政府來表揚謝神父，因為他比任何人都更有資格，卻都被他義正

詞嚴的拒絕，他說：「我不是為了接受表揚才來做這些事。」

這些年來，他最常跑的地方就是台北榮總、振興醫院、重新醫療器材工廠，以及彰化的特殊學校。因為這裡有殘障朋友所需要的治療及協助工具。只要是身障者所需要的，他都義不容辭的提供援助。而幫助他們自力更生，更是他一直以來的宗旨。他意味深長的說：「歲月如梭，想不到一眨眼數十年就這麼過去了，這一路來陪伴他們走過多少個滄桑歲月，陪他們哭泣、陪他們歡樂，眼看著他們一個個成長、一個個自立，這才是我想要的『最佳的獎賞』。」

時光飛逝，一年又一年匆匆的過去了，時間它像魔術師，把一個

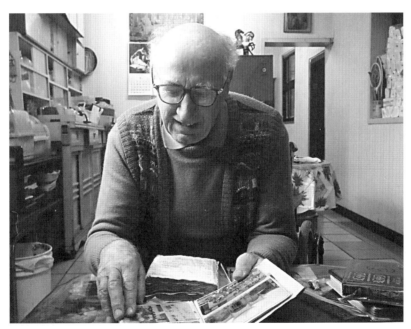

● 謝神父細數著他所鍾愛的身障孩子們。

英姿煥發的青年，變成一個年近古稀的老人。謝神父的體力已經大不如前，他的身體變老、健康變差，唯一沒變的就是他的夢想、以及服務的熱忱，至今依然盡心盡力的做著他想做的事。

他最遺憾的是，沒有接棒的人，他說：「像這樣的工作，需要有心人才行，那是可遇不可求的事，只能一切隨緣，由天主來安排吧！」接著又說：「如今所能作的，就是看自己有多少能力，就付出多少。」

謝神父付出多少青春歲月，多少無私愛心，一個人、一輩子，從過去到現在，一直那樣的無怨無悔，為身障者默默的付出。謝神父是個不要求回報的人，在他的字典裡，沒有「吃虧」這兩個字，有的只是人與人之間的互助、互信，與互愛。

他相信人性本善，在他的眼裡，只有好人、沒有壞人，如果有，那也只是一時步入迷途罷了。他認為，浪子回頭金不換，人沒有十全十美，終歸會醒悟過來。

待人寬厚慈悲
「樂善好施」是嗜好

談起他的嗜好，除了足球之外，就是「樂善好施」。在物質生活上，他過得很清貧、很簡單。經常有人想送東西給他，然而不是被拒絕，就是把它轉送給別人。他這種左手進、右手出的行為，經常讓人覺得很困惑，因此問他：「神父您是不是不喜歡那些東西？為何總是將它分送給別人？」想不到他卻回答：「好東西要與人分享才有意

義。」所以不管有多少人送過他衣服，他身上所穿的，仍是那套舊衣褲。

　　有一次謝神父開車上路時，忽然來了一輛逆向行駛的機車，對著他直衝過來，好在神父眼明手快，馬上將車子閃到路邊停下來。雖然對方還是撞了上來，還好人沒有受傷，只是機車撞壞，而神父的車子也被撞凹陷。這件車禍，本來錯在對方，不但酒醉駕駛，而且還超載。結果在對方的苦苦哀求之下，謝神父非但沒有要求賠償，反而拿出數千元給他們。謝神父的行為，令所有人都不解，一再追問之下，他才說：「他們是因為失業才去喝悶酒，現在又碰到這檔事，車子也壞了，這些錢算是給他們修車吧！」

　　他就是這樣的人，總是用寬容、慈悲的心對待別人，卻永遠不會先想到自己。

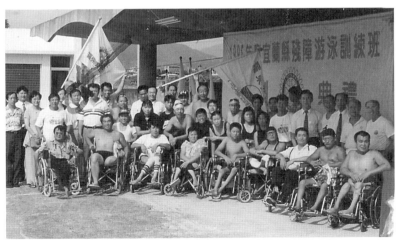

● 1995年，謝神父（後排右一）帶領殘障泳訓在北成泳池。

　　謝神父除了服務惠民外，同時也服勤於神職。從平地、到山地的大同鄉，好幾個部落都是他服務的範圍。當朋友問他山上的生活情況時，謝神父總是感慨的說：「愈往深山裡走，感受愈深！深山部落的原住民，由於經濟上的貧乏，落後的環境，使他們的生活困難，甚至淪為清貧。」

　　很多深山裡的原住民，即使家裡有孩子或老人生病，也沒有能力送醫，或替他們送終。加上山上路程遙遠，有些急性的病常常來不及送醫，還沒走到半路，就天人永隔了。所以他們只好用傳統的方式來醫治親人，不是祖先流傳的秘方，就是巫術。這些行為讓謝神父看在眼裡，疼在心理，總覺得該為他們做些什麼。

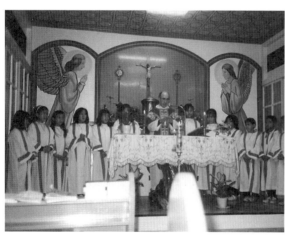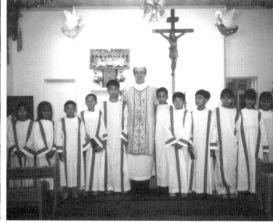

● 謝神父帶著原住民孩子在寒溪天主堂。

在一個風雨交加的夜晚，一位名叫尤勞的原住民，冒著惡劣的天氣來找神父。一進門，謝神父還來不及問清楚發生什麼事，尤勞便著急的央求說：「神父，救救我的太太，她快不行了！從早上就喊著要生產，直到現在還沒有把孩子生出來，巫師說這樣的情況是不祥的，要趕緊送醫，神父，你能送她到醫院嗎？」當時，神父二話不說，不顧狂風暴雨的危險，就帶著他去開車。

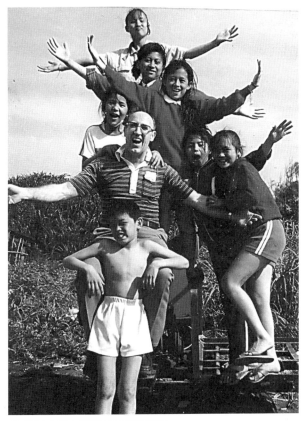

● 謝神父帶寒溪孩子到利澤簡玩。

在這樣暴雨的夜晚，山區的路線十分模糊，路面不但坑坑洞洞，一路走來落石不斷、險象環生，別說晚上、就連白天，也沒人敢出來，何況是這樣的暴風雨夜。

謝神父開著車，飛快的在路上穿梭，在暴風雨的夜晚，真的非常危險。神父說：「那時候全憑直覺，以及一股使命感，只能不斷的往

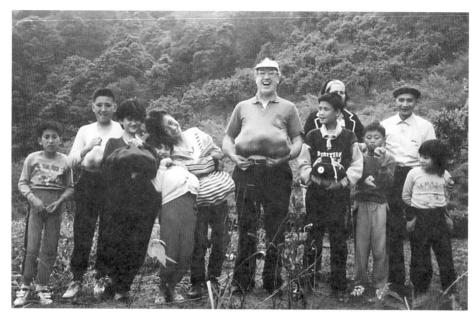

● 與部落的孩子們合影。

前衝，天主保佑，終於能夠平安的把人送到醫院。」

　　到達醫院急診室的時候，那名婦人已經奄奄一息，情況非常危急。醫師說必須馬上進手術室開刀，然而保證金對一貧如洗的原住民來說，不是一筆小數目。這個難題，讓繳不出錢來的尤勞心急如焚。神父見狀，就先去跟醫師說救人要緊，而且這也是醫院設立的宗旨，等到天亮他就會幫尤勞繳交保證金。那晚謝神父陪著尤勞守在開刀房外，直到母子平安，他才放下一顆心，踏著疲憊的步伐離開。

　　深山的醫療缺乏，該怎麼解決這個問題是當務之急，然而深山裡交通不便，很少有醫師願意放棄平地優渥的生活，上山來為這些原民服務。所幸仍然有良醫願意付出一己之力，聖母醫院的醫師願意輪流

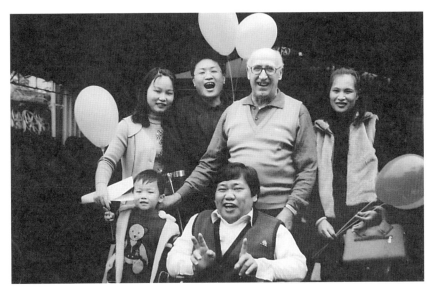

● 謝神父總是把歡笑帶給他身邊的身障朋友。

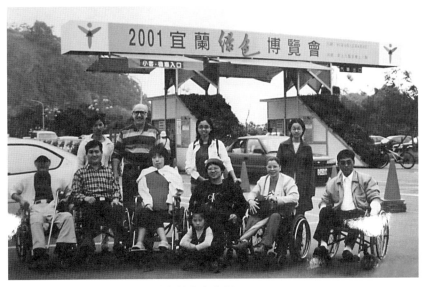

● 謝神父帶領身障朋友到冬山綠色博覽會參觀。

在山上駐診，而神父便開車到部落載那些老弱婦孺來看病。

謝神父曾感慨說：「以前原民的生活很簡單，都是靠打獵為生，自從政府限制打獵以後，他們的生活就變得複雜，有些人仍然固守在山上，有些人到平地求發展，雖然生活改善了，卻失去純真的本質。」

因為暫時沒有能力幫原住民徹底解決生活上的困境，他能做的只是把人家奉獻的物資，

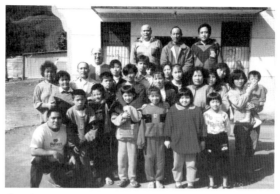

● 與部落的族人及孩子們。

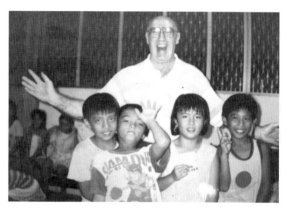

● 只要有謝神父，就會有歡樂的孩子們。

一車車的送上山去，不過對他們來說，那也緩解了燃眉之急。

從身障者、原住民到其它的弱勢族群，謝神父除了在生活上隨時伸出援手，以及幫他們改善醫療品質之外，總是期望能讓他們學習一技之長，才能徹底改善生計。謝神父對他們付出的不只是神職人員的愛心，還像家人一般，真誠的、無盡的關懷。

謝樂廷神父大事紀

1937年12月30日	誕生於義大利阿爾卑斯山一處的小村莊。
1949年	到米蘭讀中學，後來加入靈醫會修會。
1963年	晉鐸當神父。
1964年	離開義大利，坐船到台灣。
1968年	謝樂廷神父擔任三星天主堂神父。
1969年	外派澎湖，從事醫療傳道。
1977年	接下呂若瑟神父的工作，到惠民殘障服務中心至今。
2011年	因腰部受傷，以電動車代步，仍活躍地關心病患。

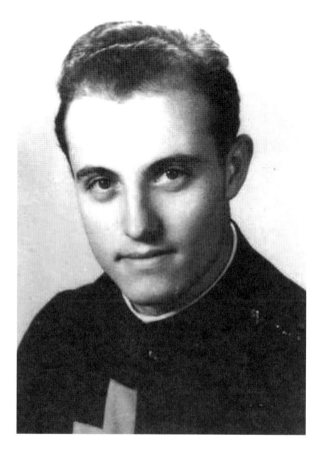

愛心第一
守護貧病半世紀

2000年醫療奉獻獎得主

柏德琳 修士

柏德琳修士（Br. Giovanni Petrin）於1934年誕生於義大利威尼斯附近一處幽靜的小城，家中共有八個兄弟。他生性溫柔體貼，侍母親至孝，常陪伴母親身邊。

　　畢業於米蘭護理學校的他，因為對音樂十分感興趣，所以畢業後並沒有馬上從事護理工作，反在跑到餐廳擔任駐唱歌手。

　　有一年，他因遭受病毒傳染昏迷了近一個月，虔信天主教的母親，總是天天向聖母禱告，祈求聖母：「如果他能在世上做好事，您就將他留下；否則，就帶走他吧！」並發願如能出現奇蹟救回孩子，就一定以服侍大眾為終身職志。後來，柏德琳修士果然恢復了健康，並開始利用課餘時間到「靈醫會」幫忙，從此和靈醫會結下不解之緣。

悲天憫人的性格與過人的耐力
行醫再苦也甘之如飴

　　柏修士原本就是個悲天憫人、情感充沛的人，當他看到這個社會上還有許多人，生活於窮困之中，心中感到無奈與不捨，尤其看到那些無家可歸、臥倒在路邊的病人，更讓他百感交集。於是，他下定決心只要找到適當的機會，就一定會去幫助這些在水深火熱中受苦的人。

　　靈醫會的宗旨是：「扶弱濟貧、行醫濟世、幫助孤兒老弱殘疾等」，在全球較落後的國家，都可以看到他們的蹤跡。柏修士在1955年，也就是二十一歲那年，完全放棄自己對歌唱的興趣，開始全心投

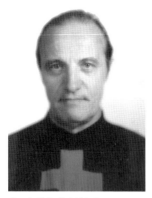
● 中壯年的柏修士。

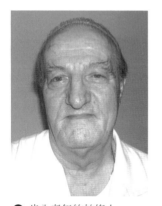
● 步入老年的柏修士。

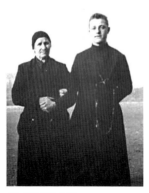
● 與母親合影。

入「天主教靈醫會」的工作，期望能幫助更多有需要的人。

柏德琳修士在1956年隨靈醫會來到台灣的宜蘭縣，這是一塊未開發的處女地，貧窮落後的程度，遠比他想像中還要糟。宜蘭羅東的民生用品、生活水準、醫療環境，都沒有辦法和家鄉義大利相比。當時他二十三歲，正值意氣風發、充滿自信的年華，大家都以為他沒辦法受苦，但他卻告誡自己：「來這裡是為服務而來，不是為享受而來。」

柏修士在學校學的是護理，當年是台灣早期少見的男護士。他來到宜蘭後，先在羅東聖母醫院開刀房工作，並且在范鳳龍醫師的醫療團隊裡當副手。這是件很不容易、很辛苦的事，因為所有人都知道，范醫師對病人相當有愛心、相當仁慈，對醫護團隊人員要求卻特別的嚴格，必須做到零失誤，否則一定會受到嚴厲的責罵。

不過柏修士似乎有過人的忍耐力，別人覺得苦不堪言的事，他卻甘之如飴，就算是遇到不如意的事，也總是一笑置之。柏修士說：「凡事盡力、問心無愧就好。」儘管每

天的工作很忙碌、很累人，但看到病人睡得更加安穩，聽到他們均勻有力的呼吸聲，就算再怎麼累，也都感到相當值得。

在聖母醫院工作的期間雖然十分艱辛，但柏修士仍然在此服務了十二年，直到有新的任務才離開。

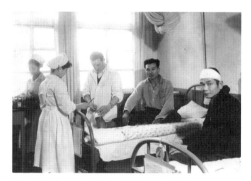

● 柏修士（左三）在病床旁為外科住院病人做護理工作 。

照護結核患者親力親為
為救命甘冒感染風險

1968年，柏修士奉派調任丸山療養院。當年結核病被視為絕症，不但很多醫院拒收，

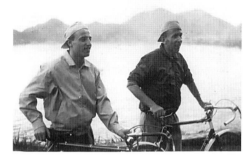

● 柏修士（左）與馬仁光修士騎單車出遊。

連親人對結核病患也都避之唯恐不及。丸山療養院的設立，就是希望能針對沒有人願意收容的結核病患，提供更完善、更人性化的療養服務。當時一般人對結核病患都聞之色變，沒有人願意靠近他們，但柏修士卻絲毫不畏懼，凡事親力親為，把這些病人當成自家人般的愛護、照料。

每次遇到病人病情發作的緊急狀況，柏修士為了搶救這些被血塊堵塞喉嚨的患者，多次冒著被感染的危險，僅以一張紗布隔著病患，

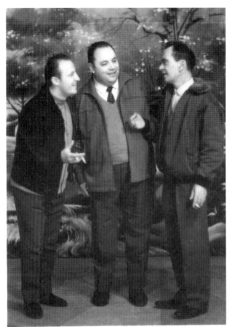

Al chiarissimo P.AVI Dr.FRANCO gli
amici di MAKUNG/□□□.CAMILLUS HOSPITA
　　　　　1 9 7 2

● 柏修士與同事（右一為鮑志修士）合影。

為他們進行口對口人工呼吸。

有人問他：「您不怕死？不怕被細菌感染嗎？」他回答說：「我也是人，當然也會害怕，但是，上天有好生之德，你們中國不是有一句老話，救人一命勝造七級浮屠嗎？」也許是上帝保佑好人，柏修士始終能保持健康，沒有被結核病給打敗。

竭力為病人製造歡笑
趕走鬱悶情緒

視病猶親是柏修士一向的理念，只要是病人所要求的，必盡其所能的達成。有些病人，常因太太、或先生孩子都不來看他，而顯得神情抑鬱。柏修士要求全體醫護人員要付出熱忱與關心來對待這些病患，使他們重燃求生的欲望。

有一回，有個病人向柏修士提出想回家看親人的請求，為了達成他的願望，柏修士特別大費周章地準備了氧氣筒，並且利用休假日，專程陪他從羅東回到台北的家。然而，當醫務車緩緩地接近他家門前，大門卻突然關了起來，敲門也無人願意應答。在門外等待了一陣子，始終沒有人出來，一行人見狀，只好無奈的折回療養院。回院後

的第三天，這名病患就無聲地過世了，因為被親人放棄的他，已全然喪失繼續活下去的動力。像這樣的情況，總讓柏修士感到相當無奈及心疼。

柏修士深知，結核病患心靈的苦痛絕不亞於肉體的折磨。為了幫這些病患帶來多一分鐘的快樂，他經常使出渾身解術，不斷逗病患開心，目的就是希望能夠為他們紓壓解悶，讓他們放寬心情。而只要是病人對他提出的要求，他一定有求必應，盡其所能的給予幫助。

每天無論早上、中午或傍晚，柏修士開心、爽朗的笑聲，總在院裡響起，而且從東走道飄到西走道，使原本死氣沈沈，或只有嘆息、哭泣聲的病房，剎那間都變得更有生趣。

來住院的結核病患裡，有許多都是貧困的窮人。但是在柏修士眼中，病人一律平等，不管他們是否繳得起醫療費用，全都能得到最好的照顧。每當病患臉色不佳時，他會購買昂貴的維他命、補品，為他們補充營養；有人食慾不振時，柏修士也會要求廚房立即更換菜色，讓他們更有胃口；若有人愁容滿面，他一定趨前，握著病人的手，殷切地問起：「怎麼了？」、「想吃點什麼？」曾有阿公說，他好久沒有嘗到雞肉味道了，柏修士立刻飛車去買。許多家屬將病患往療養院一送，即不去探視，柏修士卻像他們親人般，親自協助病患服藥，照料生活起居，期望他們的病能快點好轉。

在柏德琳修士的努力下，丸山療養院從初創時的十二病床擴充到八十三床，樓房也從一樓增建到三樓，這些硬體上的成就，柏修士覺得並不是最重要，他相信對病患親切的關心與照顧，使病患恢復健康才是最要緊的。

　　隨著醫療的進步，結核病已經不再被視為絕症，因此1995年時，
丸山改為老人安養院，開始收養植物人及重殘老人。柏修士跟以往一
樣，把老人、病人放在第一位，不僅添購各種昂貴的復健器材，而且
很用心地為他們復健，希望能幫病人恢復身體機能，同時找回健康。

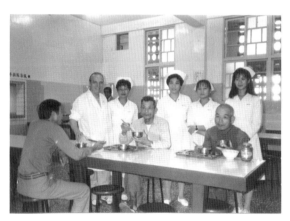

● 柏修士（左二）與用餐的病患。

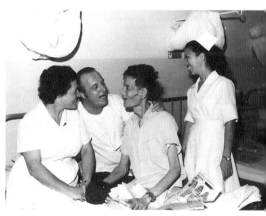

● 柏修士對病患噓寒問暖。

　　生性風趣、活潑開朗的柏德琳修士，對每件事總是身體力行，以
實際行動來替代言語，雖然沒有千變萬化的本領，卻總是盡心盡力去
解決問題。例如，很多老人因為心情不好而不願服藥，此時，他會親
自餵老人吃藥，再不聽話的病人，也只有乖乖吃藥的份；對想家、想
孩子的老人，他也會想盡辦法來取悅他們、開導他們，柏修士希望他

們都能因此走出陰霾，過得更開心自在。

　　柏修士經常鼓勵病患與病魔對抗，許多人痊癒後，感念在心，出院後也會與他保持聯絡，而且每年還會抽空返回療養院探望他。曾有痊癒的病患心懷感恩說，當年若非修士的鼓勵，早就自殺了。

　　在丸山療養院，常見到柏修士一襲白衣穿梭在每一層樓的病房間，有時跟老太太們坐在一起，聽聽她們談論子女的情形，不一會兒又跟老先生們勾肩搭背，聆聽他們細訴當年辛苦的生活。有時柏修士還會當起褓母，哄老人家們吃點心。久病臥床的老人，常常會情緒不穩，但是總是在看到柏德琳修士後，整個人就平靜下來。

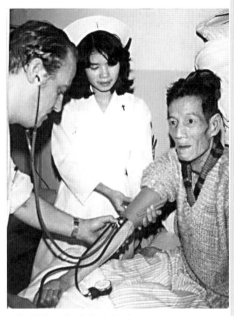

● 柏修士為病患量血壓。

　　每一次，柏修士都會用他那怪腔怪調的聲音，笑嘻嘻的和病人談天說地，或發揮自己所長，以歌聲來療慰病人，讓大家的心情好轉。

　　一位盲眼的阿伯本來很自閉，總是怨聲載道地抱怨子女遺棄他，為了讓阿伯忘記這些不愉快的事，柏修士經常都會來逗他開心。原本心情很差的阿伯，在柏修士的努力安慰下，心情也逐漸變得開朗起來。有一回老人又在感慨原本耳不聰、目不明，現在連鼻子也都不太靈光了。柏修士聽見後，便貼心的帶他到樓下花園裡，讓他親聞桂花飄香。突然間，老人竟哭得像小孩一樣，柏修士以為自己用錯了方法，後來一問才知道他是喜極而泣。

從林口來的張奶奶，雖然行動自如、腦筋聰敏，卻有惡疾，每個星期必須到羅東聖母醫院洗二次腎臟。她是個名門之後，生育兒女眾多，且都在國內外當官，只有小兒子在台大教書，是有錢又有權的富家老太太。儘管小兒子要她一起住，她卻只喜歡留在這裡。她說這裡有一個小兒孝順就夠了，原來她口中的小兒不是別人，正是柏德琳修士。

　　柏修士對張奶奶真的十分的盡心，只要是張奶奶所要求的，他必定盡量做到。需要洗腎的張奶奶飲食宜清淡，偏偏她嘴刁，醫院裡的伙食沒辦法達到她的要求，所以總務阿蘭小姐常因此挨罵。柏修士見狀，馬上帶張奶奶去各個超級市場，或菜市場採買她喜愛的東西，直到她滿意為止。

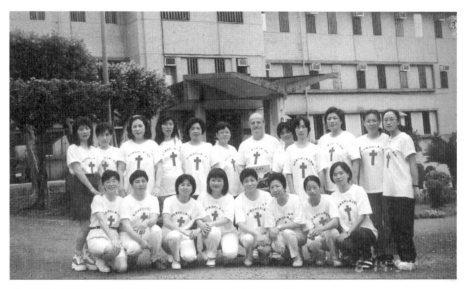

● 柏修士與清一色的女護理工作團隊合照於丸山安養院門口。

如此體貼入微，難怪大家都這麼信賴他，柏修士對這些病人的關心，是真正做到視病猶親的地步。

　　護理長陳素鑾說，柏修士天生有一張「鑽石嘴」，見到阿公、阿婆說台語，和老榮民聊天講國語，遇了各族的原住民，他們的母語，他也都能來兩句；因此任誰都把他當成了最貼心的知己。當然，柏修士本領不止這些，老院民悶得慌，他便開著吉普車，帶他們上街轉兩圈；老阿媽心情鬱卒，柏修士親自為他們買了香和水果，一起到廟裡燒香、拜拜；柏修士連民間信仰的擲筊，也都不忌諱，還會替阿公阿婆們解籤詩，回院後則不忘將水果與病房裡其他病友共享，告訴大家說：「拜過的，吃了保平安哦！」

　　照顧老殘病人，難免面臨生死大事，陳素鑾印象最深刻的一次是，二十年前，一名住在院裡的病人快不行了，她和柏修士大半夜裡開車，一路崎嶇、顛簸，送病人回到金瓜石。那裡知道，病人住的是半山腰，她和修士只好一個石階、一個石階的將病人抬上去。病家目睹此情此景，感動的當場跪謝，並且拿出一個紅包來相贈。柏修士收下紅包袋，退回現金，就離開了。有趣的是，這種生老病死的經驗多了，柏修士對台灣風俗民情的體認，比誰都深刻；每當他送往生病患返家時，總不忘按習俗一路喊著：「過橋了！」、「到家了！」他還會提醒喪家，讓往生者穿上七層衣服；喪家在喪痛之餘，常因為這位修士「入世」之深，驚訝得說不出話來。而許多護士原不敢碰觸遺體，看到柏修士淡然、莊嚴處之的態度，也只好硬裝勇敢，與他分勞。柏修士的入境隨俗，以及體貼的一言一行，常讓大家都忘了他是「天主」信徒。

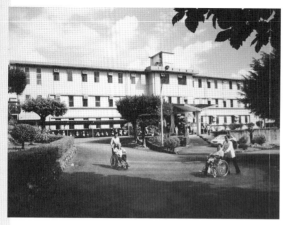

● 丸山安養院全景。

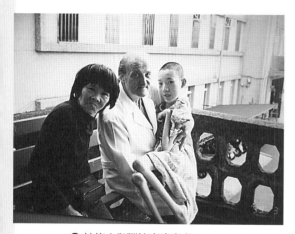

● 柏修士與腦性麻痺患者。

以身作則帶動員工
親切守護每一名患者

丸山的病患陳彩美女士表示：「剛來時很不習慣，所以晚上常常睡不好，加上柏修士爽朗的談笑聲，總讓我覺得很吵！」不過漸漸的，陳彩美也習慣、並且依賴柏修士的笑聲。她說，柏修士的笑聲就像是鬧鐘一樣，每天早晨會準時響起，在他宏亮、愉快的聲音中起床，反而令人感到很安心，也不用擔心早晨的望彌撒會遲到。

柏德琳修士，是個不會擺架子、待人親切友好的人，他的詼諧中帶一點威嚴，很多人看他這麼幽默、風趣，以為他對事情，好像都不在乎。其實每件事他都很認真，對病人的需求也都記在心上。對病人來說，柏修士既是院長、也是朋友，更像家人。

對於經濟環境較差的病患，柏院長不但主動減少住院的費用，也會給予鼓勵與幫助。有些病患擔心錢付的比別人少，可能會遭受差別待遇，不過柏修士並沒有這麼做。相反的，他處處禮遇這些經濟能力

較差的病患，他會貼心安排看護幫有需要的病患每天復健、洗澡，讓他們的病情減緩惡化。

丸山療養院裡有各式各樣昂貴的復健器材，包括能量健康床、按摩機器、搖擺機等，有人問柏修士：「丸山的病患窮人那麼多，費用常付不出來，你購買這麼昂貴的健康器材給他們使用，不是虧很大嗎？」柏修士回答：「只要對病人有幫助的都值得，所以我買這些器材的時候，一點也不會手軟。」可見，他的視病猶親是實際的行動，不只是口號而已。

柏修士也常對員工精神喊話，希望每個人都能夠拿出愛心來，做到侍奉如親，使每個病人都感到住院如住家的感受。他總是以身作則的帶動大家，幫病人做這、做那，連倒尿、倒屎都願意幫忙。他的付出讓工作人員深受感動，大家也都跟隨他的腳步，親切的對待每個住院的病患。每當病患有事請求員工幫忙的時候，他們總是能和顏悅色的對待，因此獲得病患的信任與敬重。久而久之，丸山的病患跟員工都成了好朋友、好姐妹，大家相處非常融洽。

「當我沒胃口的時候，很會做菜的阿美與玉青便會弄一些好吃的拿手菜請我，而阿香姐每次上台北看她的雙胞胎孫子，總會拿照片回來讓我分享孩子們的成長與她的喜悅。」病患陳彩美女士說。

在丸山療養院，我們可以看到一個外籍修士，正在用他的愛全心全力實踐中華文化：「老吾老以及人之老，幼吾幼以及人之幼。」他的仁愛讓每個老人生活得很安樂，並使他們最後那段路走得很平靜。

柏修士有一顆悲天憫人的心，卻少了會計較利益的心，如果世人都能夠向他看齊，以同理心來對待被照護者，那麼每間老人養護所都

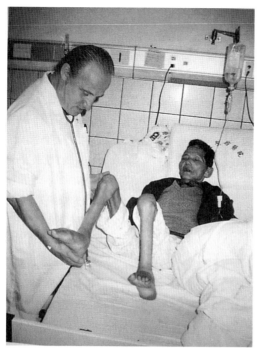

● 柏修士照顧肢體萎縮的病患。

將是人間天堂，而不是人世地獄。

柏修士不僅對病人有愛，對一般人一樣友愛。每次有颱風警報，他一定交代守衛把鐵門打開，以方便山下鄰居進入，每回山下有水患風災，居民有生命之憂，他一定會接待他們，讓那些人安居丸山院裡，等大水退去，才幫他們重整家園。因此那些居民對這個外國人，總是格外的尊敬。

每年的五月份是聖母、母親節的月份，常有一些人上山來聖母洞朝拜聖母。柏修士展現其四海之內皆兄弟的個性，不管認識與不認識，他都親切招待，或者放一壺茶水在洞前讓人飲用。他總是說有朋自遠方來，是很快樂的事。

心繫院民
願做他們永遠的依靠

在丸山，最有氣氛的年節就是聖誕節，每年十二月一到，柏修士

就把整座山林，裝飾得美輪美奐，使整座療養院金碧輝煌的亮起來，讓人沐浴其中，彷彿回到無憂無慮的童年時光。

平安夜，柏修士還會送每個人一點小禮物，他總是問院民：「最希望聖誕老人送什麼禮物？我去告訴聖誕老人，他就會送給你。」第二天早晨，當院民醒過來時，就會發現一盒禮物放在桌上。柏修士貼心又可愛的舉動，真的很令人感動。

丸山療養院在柏修士兢兢業業、盡心盡力的經營下，獲得許多的好評。這些年來，常有人看中他的才能，邀請他從事其他工作，但是都被他一再的婉謝。因為柏修士擔心一旦他離開了丸山，沒有人可以接替他的工作，這些院民們就會頓失依靠；柏德琳在義大利家鄉的兄弟們，也一再要他退休回家團聚，但是柏修士不願返鄉，只希望能留在丸山，他常說：「這裡是我的第二故鄉，我關心這裡的一切。」

柏修士擔任丸山療養院院長已經近三十個年頭，他沒有院長的架子，不喜歡整天坐在辦公桌前，喜歡穿梭在老人之間，用流利的台語和大家談天說地、巡視每間病房、摸摸病人的頭、摸摸病人的臉、看看病人有那裡不舒服。在這樣的生活中，柏德琳修士不但閒逸自得，更照顧了許多被人遺忘的重症病人。因此他獲得了病人的愛戴與友誼，認為他是朋友，是家人。

柏修士每天總是一刻不得閒的跑上跑下，到處跟老人、病患們噓寒問暖，而天性樂觀的他，常用笑容來鼓勵大家，丸山療養院彷彿在他的活力下動了起來。

在丸山療養院，院長不像院長，他是老人的兒子，是年輕者的導師。

秉持「愛心第一、藥物其次」原則
堅守崗位超過半世紀

　　從照顧肺結核、痲瘋病人，到提供慢性病患的安養、復健，柏修士都保持說、學、逗、唱的診療態度，一貫堅持「愛心第一，藥物其次」的原則，也就是在還沒找出病源前，絕不亂開處方。創院已三十多年，院內的員工都和病人打成一片，卻沒人因而染上肺結核，可見「愛心」真是強壯身軀的良方。

　　雖貴為院長，且於2000年獲頒醫療奉獻獎，柏修士卻不曾改變行醫的態度，一直以來，總是不忘將歡笑帶給這些長年相處的「親人們」。

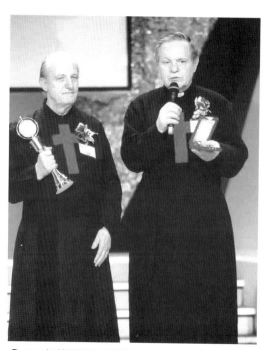

● 2000年榮獲醫療奉獻獎。

　　2003年，內政部頒發外僑永久居留證給六名天主教神職人員，柏德琳修士也是其中一員，當時，他就表示：終於成為「正港的台灣人」，看來早以台灣為故鄉的柏修士，似乎再也不想離開了。

　　2007年4月22日，柏修士獲得義大利總統特頒贈「騎士勳章」，以表揚他

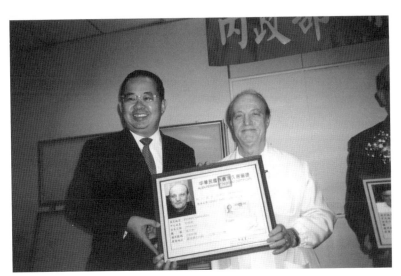

● 2003年獲頒永久居留證。

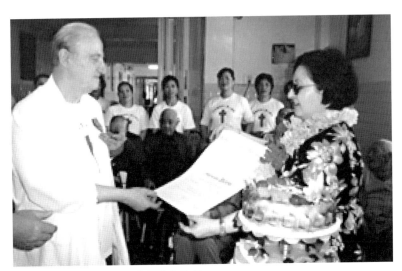

● 2007年柏修士獲頒義大利騎士勳章。

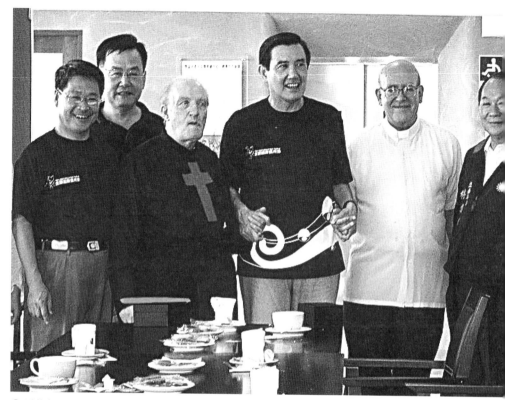

● 馬英九總統於2009年7月12日拜訪聖嘉民長照中心，與柏修士（左三）、呂國華縣長（左一）、呂若瑟神父（右二）及林建榮立委（右一）合影。

在海外奉獻半世紀的貢獻。但因柏修士當天身體不適，未親往受贈爵位，義大利在台辦事處特別親臨「丸山療養院」頒獎。柏修士雙手合十受爵，由義大利在台辦事處祕書代表義大利政府頒獎給他，丸山的全院員工和住民也共同見證這榮耀的時刻。

　　歲月不饒人，柏修士已經八十多歲了，來台奉獻也五、六十個年頭。身體日漸老邁且虛弱的他，仍熱情的堅守在長年的崗位上，還要不時為療養院的增建經費而四處奔走、募款。

終於在2009年的夏天，聖嘉民老人長期照顧中心，在三星鄉這塊新的土地上落成。全體人員以及院民於七月搬離了生活數十幾個年頭的丸山，到新落成的聖嘉民養護所定居。

　　柏修士的無私與良善熱情，多年來，一直深印人心，然而上主似乎仍在考驗晚年體弱多病的柏修士，當他搬到三星鄉的聖嘉民長照中心不久，一直照顧他的左右手阿蘭小姐，卻發生車禍意外死亡。阿蘭是丸山療養院的總務主任，數十幾年來一直是柏修士的左右手，退休以後還負責照顧日漸老邁的柏修士。

　　歲月匆匆，人生如夢，一個意氣風發的青年，如今也成為頭髮斑

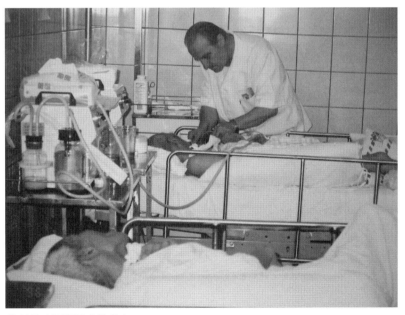

● 柏修士照顧臥床的老人。

白的老人。柏修士來台已經五十多年,雖然他是外籍人士,卻對台灣
這塊土地無怨無悔的奉獻。人的一生能有幾個五十年?柏修士對台灣
人所做的事、所貢獻的歲月,絕不比台灣人少。

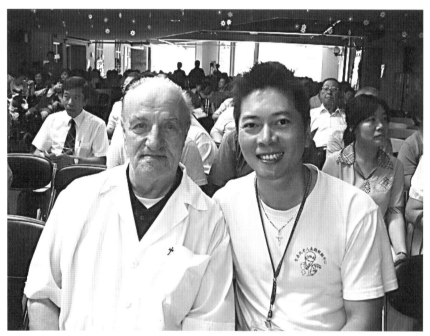

● 柏修士與現任聖嘉民長照中心黃龍冠院長合影。

柏德琳修士大事紀

1934年	生於義大利巴威尼斯。
1955年	加入靈醫會。
1956年	來到台灣羅東聖母醫院擔任外科護士。
1968年	奉派調任丸山療養院。
1995年	改制丸山老人安養院。
2000年	獲頒第十屆醫療奉獻獎。
2002年	代表靈醫會領取醫療奉獻團體獎，並獲陳水扁總統接見。
2003年	獲頒中華民國永久居留證。
2007年	獲頒義大利騎士勳章。
2009年7月12日	馬英九總統特別親臨聖嘉民長照中心拜訪柏修士。

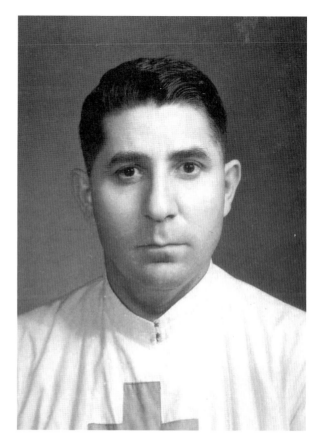

有慈母的心
是病人心中永遠的母親

羅東聖母醫院創辦人之一

高　安 修士

1916年11月7日，高安修士（Br. Macello Caon）生於義大利北部特列威紹。十七歲時在威勞納城，進入靈醫會，二十歲入初學院，1937年10月10日發暫願，10月13日發終生願。

病人們用「母親」一詞來形容他：「他實在像一位媽媽」、「他好像母親似的照顧我們」、「他具有一顆慈母的心腸」，原來病人們口中所稱的「他」，其實就是為大陸與台灣奉獻三十八年的高安修士。高修士雖然體型高大魁梧，卻是一位非常溫柔、慈祥且難得的好護士。他什麼工作都能做，一直彎著腰照顧患者，好像永不疲倦的模樣。

被選中至雲南服務
樹立靈醫會傳教修士的完美模範

高修士還在聖玖利亞諾會院服務時，就以照顧病患十分有愛心而聞名。因此，當修會要挑選第一支到中國服務的醫療團隊時，高安修士很自然就被選上。

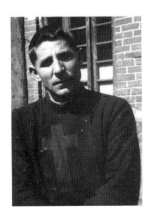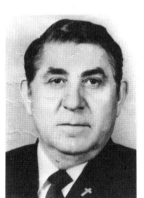

● 各時期的高修士。

雖然他已經是上司的口袋人選，但修會通常會尊重修士們自己的決定，否則若

由上司直接詢問，會士們或許會因為畏縮、或尊敬上司而不好意思拒絕。因為這樣重大的任務，除了才能之外，還得有滿腔熱血，才得以勝任。當高修士得知自己被選派到中國為病患服務時，不但沒有遲疑或退縮，反而覺得相當感動。

　　雲南是中國眾多省份中較為落後的一省，它的面積超過四十三萬平方公里，比義大利大了一倍半，但當時人口卻只有一千萬人。雲南的居民大部分是邊疆少數民族，種族複雜、語言紛歧、文化甚為低落，有些甚至還過著原始生活。很多雲南當地人生病時，不是先到醫院求診，而是使用傳統的祕方或去找巫師醫治。

　　靈醫會發現雲南昭通地區，西式醫院總共才三所，合格的醫生

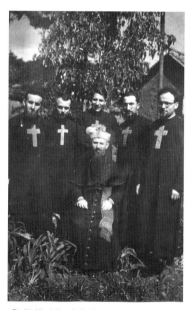

● 後排中為高修士。

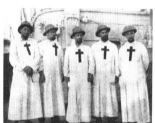

● 1946年4月1日出發前往中國的船上（左一為高修士）。

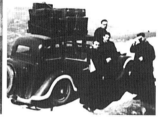

● 從義大利出發之前高修士（中）與會士們合影。

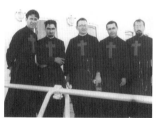

● 高修士（左一）在船上留影。

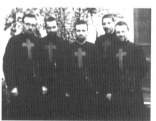

● 首批前往雲南的會士們。

也只有六位，而病床加起來也才只有一百五十張。因此靈醫會認為，要改善當地的生活，當務之急，就是要趕緊修建醫院、房舍，才能儘快為那裡的病人服務。

　　為了跟當地人有更好的溝通，靈醫會會士到雲南的第一年，馬上開始學習中文。不過中文真的非常難學，為了學會，會士們都十分努力，高修士當然也不例外。

　　到雲南後高修士繼續擔任護士的工作，由於他經驗非常豐富，因此幫了醫院不少忙。

在會澤設立聖嘉民醫院 健全當地醫療體系

　　1947年，羅德信神父、潘志任神父與高修士，從雲南昭通轉到會澤，開始為那裡的居民看病。除此之外，這些會士們還有一個更神聖的使命，那就是在會澤設立聖嘉民醫院。當他們開始著手準備時，好消息也跟著傳

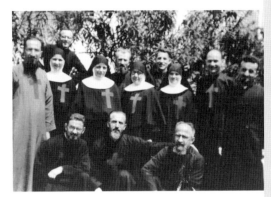

● 在雲南工作的修士與修女們（第三排右三為高修士）。

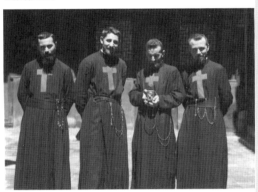

● 高修士（左二）與會士們。

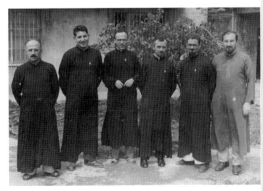

● 高修士（左二）與會士們。

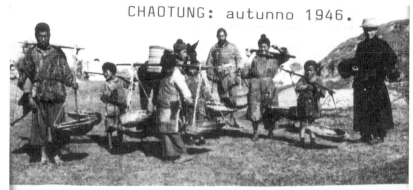

CHAOTUNG: autunno 1946.

P.Valdesolo con piccoli e grandi portator

● 1946年昭通人民生活概況。

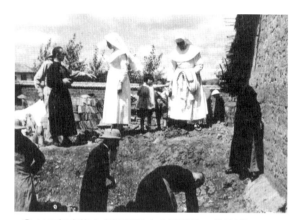

● 1946年高修士在昭通建立會院時的工作情形。

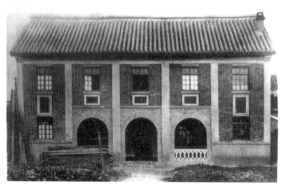

● 1947年3月19日昭通會院落成。

來，那就是華沙那大夫（Dr. F. Fasana）即將在隔年的一月來這裡共襄盛舉。這無疑是替會士們打了一劑強心針，因為華沙那大夫的到來，將可以大幅增加病人的服務量。

聖嘉民醫院落成之後，會澤當地的醫療體系變得更健全，醫療品質也被提升，對居民的幫助也就愈大。來醫院求診的病人一天比一天多，甚至，一天要看五百位以上的病患。此時，落在高修士肩上的工

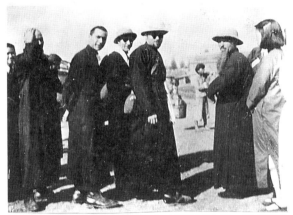

● 1947高修士（中間三人左一）由昭通到會澤，建立聖嘉民醫院。

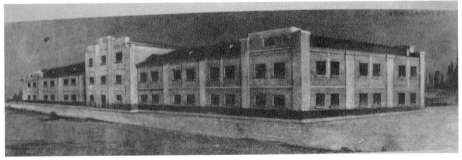

● 1948年7月18日會澤新建聖嘉民醫院藍圖（部分落成）。

作量與責任感也就更大、更重。所以他幾乎每天從早忙到晚，很少有休息的時候。

不眠不休照護病患
坦然面對自身病痛

在共產黨佔據中國三年之後，靈醫會會士被逐出雲南。這些會士們離開雲南後，輾轉從香港來到台灣。

高修士到宜蘭羅東後，同樣發揮自己護理所長，將聖母醫院的病患照顧的無微不至。他就像一位慈母一樣，以慈愛的心情，每天照顧被病痛纏身的病患們。他的一天二十四小時，可說是全貢獻給病患。而高修士深得神貧的真意，就算完成重大工作時，也不曾希望獲得什麼獎勵。

除了工作很認真之外，高修士也十分節儉，他所管轄的病房開支都極少。其實他節儉的本性從小就養成了，所以不管是在家鄉、在雲南，或在羅東聖母醫院服務的時候，他對當時刻苦的環境，都甘之如飴。

不過就在他全心全意照顧病患時，卻發生了一件令人難過的事，高修士竟然罹患了腸癌，而且已經是末期了。

「為什麼他得了這樣的病？請你祈求天主醫治他！像他這樣的人不該死啊！」牙醫黃大夫得知這個惡耗時，傷心的抱著李智神父痛哭。其實黃大夫並非教友，不過因為他的父親手術後，曾出現極大的危險，經高修士細心照料，才轉危為安。

當高修士自己得知罹患了絕症，將不久於人世時，他並不因此感到惶恐，反而淡然的接受了這個事實。

雖然癌症本身所帶來的病痛、以及治療的辛苦，都不停的折磨著他，然而大家卻不曾聽聞他有任何怨言。他說：「現在我親身體驗，才懂得什麼叫做病痛。不過，這一切都會過去的，在天國那裡我將不再會受苦了！」之後，他又說：「現在我要永遠的安息去，請你們不要為我難過，因為天堂那裡應該比塵世更好。我奉獻了一切，也盡力做好一位聖嘉民的好子弟。假使我有什麼缺點，請你們務必原諒我……天國裡再見吧！」

臨終前，高修士表現的更為坦蕩，他對李智神父說：「范（鳳龍）大夫告訴我，我得了癌症，已到了最後的階

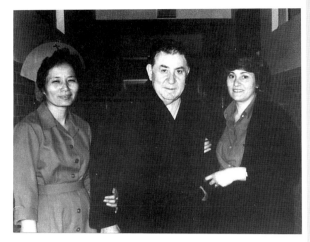

● 高修士晚年的病容。

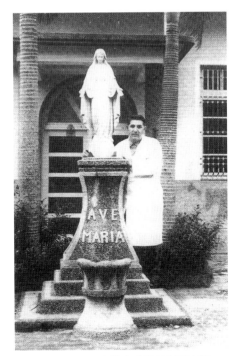

● 高修士在聖母醫院與聖母馬利亞合影。

段，所以我的命運已注定了。願天主的聖意承行吧，目前我沒有其它希望，只希望能以一位良好的會士，迎接死亡而已……」。

一雙充滿慈愛的大手
日以繼夜幫助他人

高修士一生的形象，可以說是為一個無止境的愛德作證，他無私地將自己奉獻給病人，以減輕他們的病痛為己任。

他用自己那雙「大力的手」（實際上他的雙手也的確比一般人大）給病人希望，減少病患者的病痛。他常面帶笑容，因為他是天生的樂觀主義者，所以被他照顧的病人，無不感到幸福。他為病人日夜忙碌，日以繼夜的工作長達三十二年之久，幾乎都不曾間斷。他就好像母親一樣，以慈愛的心情，在照顧自己患病的兒女。他對待病人，不分貧富貴賤，以相同的愛在幫助他們，他的德行真的令天使也會嫉妒。

高修士的所有行為，都可以稱為會士的模範。無論什麼時候病人需要他，他沒有不立刻前去的。他以無比溫和的態度與愛心，安慰所有的病患，特別是對老年與貧窮的病人更是如此。而對病情較嚴重的病人，他則會鼓勵他們要勇敢些。

他也是一位傑出的修會會士，對修會的各種規定都能做到，他總是幫助年紀大的會士們，無論他們是否生病。

他熱愛人類，尤其是身體或心理方面生病的人，因為他知道愛天主在萬有之上，因此他把整個自己都奉獻出來，把他的心、他的精

神，整個為病患奉獻了。他既然參與了傳教的工作，便決定要吃苦，而且他常勇往直前，非常有熱忱。他總是說：「我們只有到天國裡才能休息呢！」他的英烈行為、聖德與善表，證明他的確是一位有聖德的靈醫會會士。

三十二年以來，高安修士不間斷的在羅東聖母醫院為病人服務，他的刻苦、犧牲、謙遜以及照顧病人的善表與精神，永遠不會從大家的記憶中抹滅。

高修士對所有的人來說，是一個偉大的典範，他以身作則，告訴我們如何照顧病人，如何奉獻自己為人服務，尤其是為病患、為窮苦的人服務。這是愛德至深的一課，直到圓滿的犧牲完成，他是我們未

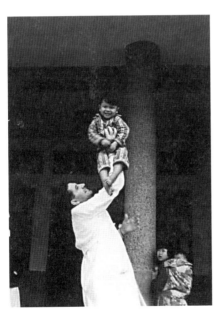
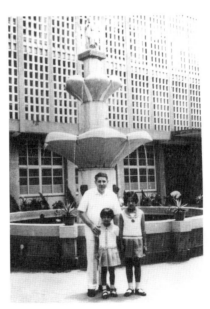

● 高修士如慈母般疼愛孩子。

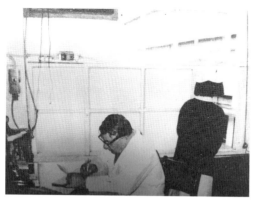
● 高修士在病房寫病歷。

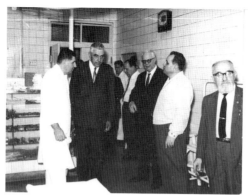
● 高修士接待外賓。

來的激勵與嚮導。

「一位真基督徒的生活，一方面是把自己奉獻給天主，另一方面並不間斷，而是同樣的把自己也奉獻給貧窮與遭難的近人，為他們服務，這是傳福音的第一個方法。」（教宗傳揚福音文件：四十一）。

包辦看護工作
每個病患的情況皆如數家珍

高修士，是一位充滿聖嘉民愛護病人精神的靈醫會士。他對修會生活誠懇而深刻、對病患的服務慷慨而廣泛，對工作永不嫌多，而且十分熱衷。在他堅強、良好的修會訓練上，再加上威乃陶地方人士傳統的勞動美德，這些構成他高尚、勇敢與成熟的人格。

1952年，羅東聖母醫院誕生。高修士從聖母醫院還是一間木造房屋時，就跟其他同會兄弟們，開始為病人服務。當時，范鳳龍醫師

擔任外科部門主任，對醫護人員的要求非常嚴格。因為工作量非常繁重，經常晚上工作結束以後，大家就在開刀房中睡覺，吃飯也在會客室內快速解決。過了一段時期，聖母醫院開始擴建、翻新了，但病房還是容納不下那麼多的病人。同一時間，接受開刀手術的病患超過二百人時，也幾乎都由高修士來照顧。

高修士不僅懂護理，許多行政與技術方面的問題，也都樂意解決。他經常跑上跑下拿東西，一點小事也不假他人之手。除了每天上午陪伴范鳳龍醫師巡視病房之外，每天還會數次到病房中看望病患，問問他們是否有什麼需要。每位病人的病情他都記在腦海裏，只要告訴他病床的號碼，立刻就能說出病人的情況，以及應如何治療等。

他對待病患，就像一位慈祥的母親，侍候自己幼小的兒子一般。在聖母醫院的三十二年中，有許多神父、會士住院，也都是由他來看護。只要他一到病床前，就能為病人帶來安全感，讓他們能勇敢的面對病痛。

急診室的守護者
幾乎全年無休

在當時，幾乎每天都有公路車禍。高修士總是對救護車的汽笛聲十分敏感，不論在聖堂中、餐廳裡或正在休息時，只要聽到汽笛聲，一定會放下手上的

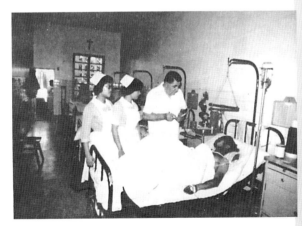

●高修士照顧病榻上的患者。

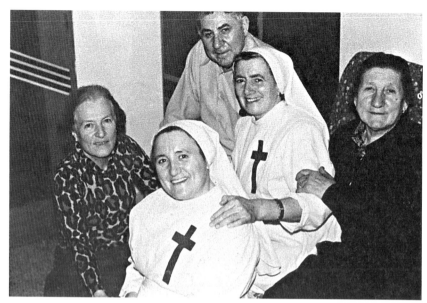

●與同甘共苦的修女們合影。

事，立刻趕到現場。「我們的醫院已變成了海港碼頭，總是聽到汽笛聲！」有時他這樣感嘆著說，但這並不影響他救人的行動。

　　他幾乎每天二十四小時都在工作，只有主日才稍微休息一下，這樣日復一日，年復一年的度過了三十二年。他以愛德與無比的慷慨，為病患奉獻了一生。從他服務病患的情況，與無條件奉獻的精神，可以看出他內心修養是如何的高深。小時候，他先從母親那裡學到了信德，在修院裡再增強。他生活在信仰中，他的行為總是表現出他的信心。他特別敬愛聖母，每日必念玫瑰經。往往在病患需要緊急救助時，他就像守護天使一樣，即使已入睡也會馬上起來。

　　他是一個完美的人，世俗的語言中，沒有適當的形容詞可以形

容他。他忠於會規、善盡己職,而且對團體修會的規定,十分守時守分。有人看他這麼辛苦,勸他早晨多睡一會兒,他總是回答說:「在我一生中,絕不在六點以後起床。天主第一,其它所有皆屬其次。」

簡樸知足
為世人鞠躬盡瘁

他是一位最完善的會士:忠信、持久,而且謹嚴遵守會規;謙遜,而且是極度的謙遜;他總是準備去做任何犧牲,就算是真的犧牲性命,也在所不辭!他從不知道要休息,總是有做不完的事。他是位靜默的人,也是一位快樂的人。只要他答應的事,一定全力以赴,而且永遠有效、不打折扣!當他輕微點頭、表示服從的表情,真的非常的動人,他常面帶微笑,而且雙眼射出耀眼的光芒!因為這是他潔白、純潔的心靈使然,他的心靈光亮、美麗,猶如太陽一般。

高修士住在一間樸素而狹窄的房間裡,裡面只有一個小衛生間。以前為了考驗初學生,才會這樣做,但高修士卻把這個狹窄的小房間,當成自己的皇宮。

到家庭看護病患時,高修士也總是得到家屬的

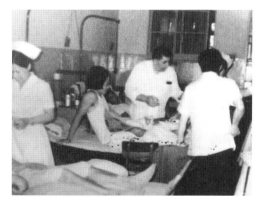
● 高修士細心呵護病患。

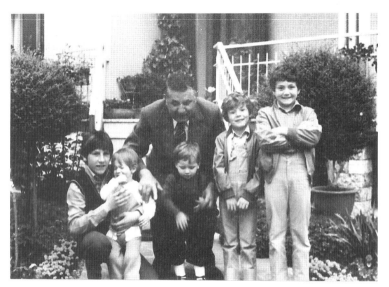

● 高修士與親戚的小孩合影。

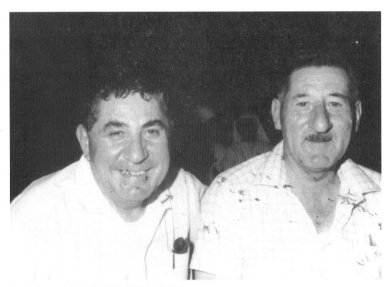

● 高修士（左）與義大利的好友合影。

敬重跟喜愛。每個人都喜歡他。他有很多好朋友，有空時常會到房間看他，跟他談談心。

高修士不曾讓任何人生氣，他總是笑容滿面、知足、愉快，而且可敬可愛。如果用一句話來形容他的為人，那就是：「什麼事都做」。他可以為所有的人，做所有的事。初學院、望會生、發願會士們的住所、醫院與許多附屬機構、傷殘者的管理等，這些都是由高修士負責。由於他的良善、慷慨、堅忍，因此所有人都喜歡他、尊敬他。

忙碌穿梭的身影
安定病人心靈

資深護士呂玫岭人生中的第一個主管，就是高修士。她覺得跟高修士共事那年，是她一生中很珍貴的經驗。在一個當時不滿二十歲的孩子眼中，高修士已經是一個老人，不過他一直有著巨人般的身影。不只是身材的高大，更重要的是內在的「人格的顯影」。所以雖然共事只有一年，但對她的影響卻是一生。

「醫療」對高修士而言，就像是一種來自「上天」的使命和事業。他嚴肅冷靜，卻有一顆溫柔熾熱的心，在病房中他就像是病人的父母，總是給予溫柔的關懷；他忙碌的身影穿梭在各個病房裡，安定著病人的心靈，在聖母醫院住院的病患，總感覺十分安心，因為「他一直都在」。

不只是病患需要他，護理同仁亦敬他如父，而且每次遇到困難

時，也總感覺「他一直都在」。不管遇到任何困難，他都會設法幫忙解決，他有燃燒不盡的光和熱，是護士們終生的典範。

　　曾經有位少年雙腳受傷，而且因為感染而壞疽，傷口的味道非常不好聞，但高修士除了手套之外，並沒有增加任何防護裝備，或是將自己「全副武裝」。他小心、輕柔的處理這位少年的傷口，就像父親會為兒子做的事。有一次在處理過程中，病人的一塊皮膚被掀起，因此痛的齜牙裂嘴，高修士也為此感到相當心疼。經過高修士日復一日耐心、細心的照料及換藥，少年受傷的雙腳終於好轉了。

　　醫療絕非機械的、冰冷的，還要加上「用心」。二十多年前，加護病房的監視器還不是很先進，當時有一個老人，沒有任何預兆就猝死。那時已經是凌晨兩、三點，就在老人闔眼的同時，高修士也衝進

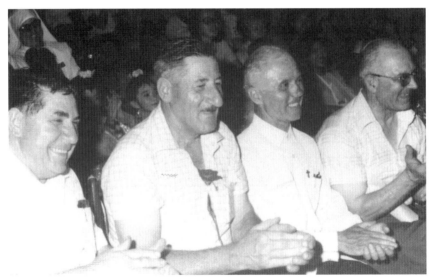

●高修士（左一）開心的與友人共賞聖誕節晚會。

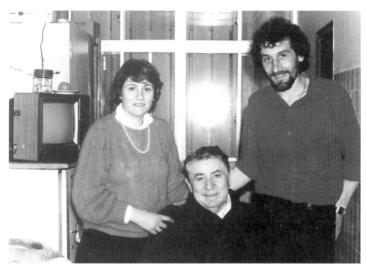

● 病中的高修士與義大利的親人合影。

來說：「那個病人死了。」是老人向高修士告別嗎？高修士是怎麼得知的呢？這在大家的心中，一直是一個謎，或者高修士就是日本經營之聖－稻盛和夫所說的：「抱著工作睡覺的精神」。每一次半夜有急診病患被送進加護病房，高修士一定會被叫起來，而他看起來也一定和白天一樣精神奕奕。心中若沒有服務病患的熱忱，這種上天的事業是很難經營的。

在異國服務最大的困難，是克服語言的障礙，才能跟當地病患良好的溝通。高修士的中文顯然不是那麼道地，有一次一個重傷病人急救無效被送出加護病房，家屬激動悲傷情緒轉為尖銳的質問：「他怎麼死了？」高修士情急之下居然回答：「人不是我殺的！」也因為語言並非這群外國人加分的選項，這才更突顯這一群天主教靈醫會會士無國界的大愛。

燃燒敬天愛人的光和熱
奉獻一生安病撫傷

　　一粒麥子如果不落在地裡死了，仍只是一粒；如果死了，才結出許多子粒來。——若望福音12章24節

　　高修士用一生來詮釋聖嘉民的精神。努力燃燒敬天愛人的光和熱，是一個為天主教、為理想獻身的典範。以他兩種特殊的專長：「醫療和建築」，加上晝夜奔馳的工作狂熱，若只為自身的利益奮鬥，他應該可以成為當代的一名「鉅子」。

　　但就像十九世紀英格蘭的良心—格萊斯頓在伊頓中學的演講中告訴世人的話：「我們盡可能不要矇混進行沒有價值或低級的事，而要從事高尚又能振奮人心的事。」雖然在人世他是清貧的，卻堅守著天父告訴世人的：「凡你們對我這些最小兄弟中的一個所做的，就是對我做的。」（瑪：廿五40）。

　　高修士將一生奉獻給台灣東北角弱勢中的弱勢，他憑著巨人的形象、母親的胸懷，數十年如一日的照顧病人。他沒有留下回憶錄，只是日復一日安病撫傷，讓病人不因病體摧殘而失去做為一個人的尊嚴。他是天主使徒，用慈悲的身影大聲宣教。雖然高修士已逝世多年，但是，他用自己的生命在榮耀上主，至死方休。

高安修士大事紀

1916年11月7日	生於義大利北部特列威紹。
1933年10月4日	在威勞納城進靈醫會。
1936年10月9日	入初學院。
1937年10月10日	發暫願。
1937年10月13日	發終生願。
1946年4月1日	動身赴中國雲南省服務。
1952年4月1日	被中共驅逐出境。
1952年6月17日	來到台灣。
1984年5月19日	在宜蘭縣羅東鎮逝世。

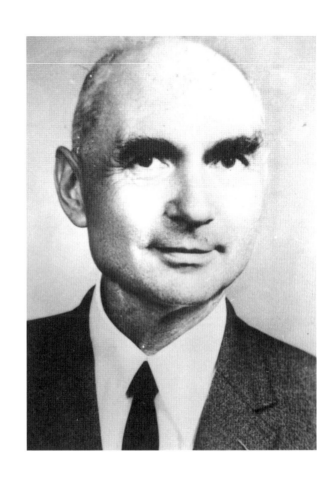

守護病人的阿爸

外科病房與丸山療養院的阿爸，聖母山莊的開拓者

巴瑞士 修士

巴瑞士修士（Br. Luigi Pavan），於1916年9月24日誕生在義大利北部的特列威紹城。他從小就被教育成一個勤勞、節儉、堅毅又充滿愛心的人，更是一個虔誠的天主信徒。

1938年10月20日，他發暫願成為一個靈醫會的會士，隨後在1941年10月26日發了終生願。他就像註定要在遙遠而陌生的國度裡，度過他生命中最寶貴的歲月，最後也埋骨在他長期奉獻、服務的小鎮裡。山明水秀的蘭陽平原，因為有了他，而倍感榮幸與珍貴。

受神感召至中國傳教
從雲南到泰國，最終在台灣落腳

巴修士曾在義大利的一次大避靜時，在半夜裡，似乎聽到一個聲音問他：「為什麼你不到中國傳教？」由於當時在半夢半醒之間，所以並未在意。第二天，又是同一時間，同樣的聲音，而且比前一天更清楚了。這種情況接二連三的發生，巴修士才感覺到不尋常。他把這些經過報告神父，神父說：「放心吧，不要思慮太多，如果再次發生，你就回答他，不要求任何條件，全力以赴。」避靜的最後一

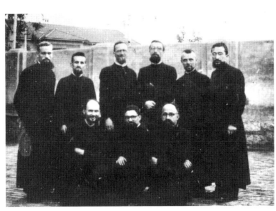

● 第二批前往中國的會士，前排左一為巴修士。

天，當時靈醫會的省長訪問避靜的每一個人，他一見到巴修士，一開口就問他，你願不願到中國傳教？巴修士回答省長說：「我願意。」結果就來到中國雲南。

　　1947年，當時雲南的鄉間，可以說是中國最貧窮的地區之一，不但醫療資源極度匱乏，環境衛生又讓人不敢恭維，除了一般疾病外，更充斥著嚴重的痲瘋病人。過去當地人民對待痲瘋病人的方法，經常是將他們送進山谷裡，讓他們自生自滅。靈醫會來到雲南會澤之後，設立了聖嘉民醫院，才讓當地病人，得到最基本的西方醫療照顧。

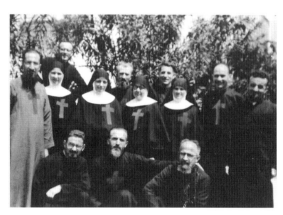

● 在雲南的會士與修女們，中排右二為巴修士。

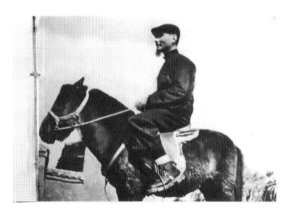

● 巴修士在雲南騎驢出診。

　　此時，巴修士在雲南會澤聖嘉民醫院，一邊從事護理工作，一邊專心研究，獲得許多寶貴醫學經驗。

　　遺憾的是，1952年中共統治中國大陸後，靈醫會的會士們即被逐出雲南。巴修士離開雲

南之後，就被調往泰國為天主繼續效命，六年後，才又被改派至台灣宜蘭。

任勞任怨為救人
羅東、丸山兩地奔波長達8年

　　靈醫會本著救人的熱忱，在宜蘭丸山地區成立肺結核療養院，剛到台灣的巴修士，就是在這裡服務。當時，台灣人的醫療常識非常不足，對肺結核病的認知尤其不多，所以來到丸山分院住院的患者，病情大都已經很嚴重，而且都需要長期療養。

　　巴修士本著聖母偉大的精神召喚，每天為病患服務十多小時。他是聖嘉民「視病猶親」的忠實信徒，將靈醫會的宗旨發揮到極點。他每天一大早起床就要巡視病房，與病人親切話家常，所以那時丸山的病人，也都視巴修士為家人，許多病患更以「阿爸」來稱呼他。

　　經常在半夜裡，「阿爸」會被床邊的電話鈴聲驚醒，他知道一定是病患有緊急狀況，所以都會快步趕往病房。有時是病人大量咳血、需要急救，當巴修士忙完醫療程序後，還會親手處理染血的床褥、衣物。有時重病的結核病人在半夜過世，巴修士也會與值班護士，一起推著擔架到半山腰的太平間。

　　在丸山分院的歲月，巴修士雖然過得非常勞累與辛苦，但也有讓他感到溫馨和快樂的時光。每年一到巴修士的生日，病情較穩定的病人、護士、員工們，都會事先練習歌唱，或者排練話劇、民俗舞、小魔術，有時還有修道院的小樂隊演奏，雖然不是豪華的生日宴，但卻

是丸山這個大家庭,送給巴修士最體貼的生日禮物。

　　巴修士在丸山分院,除了前兩年完全負責院務之外,到了第三年,他也兼任羅東聖母醫院開刀房的麻醉工作。每天他忙完丸山分院的工作後,在下午四點前,都必須趕到羅東聖母醫院開刀房,準備手術前的麻醉工作。每天,他總是羅東、丸山兩頭跑,不停忙碌著。巴修士的工作真的是相當辛勞,也讓他的身體累壞了,但他一直任勞任怨,從來不曾發出任何怨言。如果沒有堅定的信仰與愛心,是無法長時間這樣的堅持,如果沒有充份體認工作是在為主、為聖母、為聖嘉民奉獻,誰也無法撐下來。這樣的工作情形持續了八年之久,一直到聖母醫院即將擴充外科病房,才把他調回本院,在外科第二病房服務。

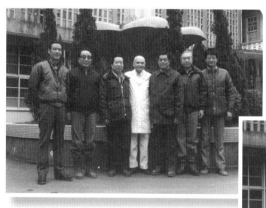

● 巴修士與員工及友人合影。

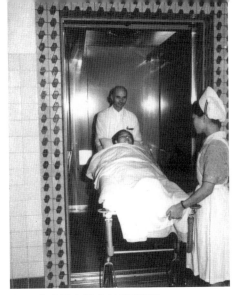

● 巴修士親自推病人至手術室。

長期受勞累加重氣喘靠登山抒解病症

巴修士的氣喘病早就存在，年輕時的體力還可承受，但在雲南、泰國、台灣服務期間，因為體力過度透支，所以發作的頻率也愈來愈高。巴修士隨身都帶著嘴用噴劑，但那也只能暫時控制而已，西藥在當時也無法有效治療氣喘。為了改善病情，有一段時間，他還嚐試過中藥。

調回本院外科後，每個星期開始有半天的休假，一開始他選擇游泳當成休閒、強身的活動，漸漸的，就朝向登山運動。初期他以近郊小山為主，例如五峰棋瀑布、金盈瀑布的溯溪，以及紗帽山等。每次登山他都氣喘不已，但經過短時間的調息後，也可能是山林間清新的芬多精影響，他又會精力旺盛，健步如飛。經過一段時間的練習後，他

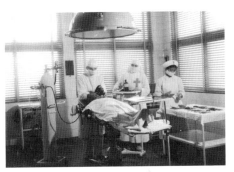

● 巴修士正在開刀房麻醉病人。

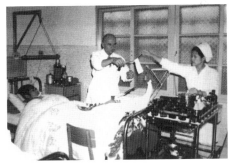

● 巴修士為病人換藥。

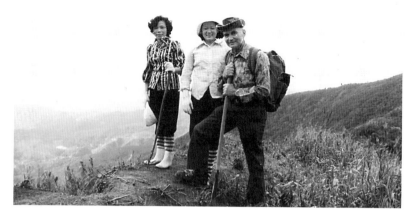

●巴修士與陪同登山的民眾。

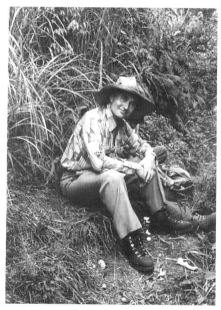

●巴修士登山途中。

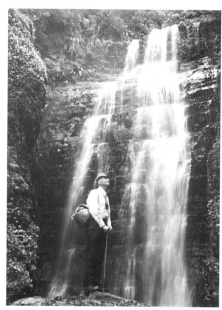

●巴修士在五峰旗瀑布前。

更有信心後，才往長距離或較高的山去冒險。在那翠綠的山巒裡、茂密森林間，他的精神、體力會特別的充沛，氣喘也不再發生。他終於找到緩解病痛的方法。後來他還在醫院找到許多志同道合的員工、朋友，一起組成「聖母登山隊」，甚至還爬上了台灣第二高山—雪山（3886 公尺）。

谷中迷路展現信念
帶領其它山友安全下山

現在交通部觀光局東北角風管處所整建的「桃源谷」，在1970年代，只不過是一片佈滿牛糞的草地，也就是當地人所謂的「牛埔」。在「桃源谷」登山熱潮的當下，巴修士與數位「聖母登山隊」隊員，曾經在這附近發生過迷路事件，這也使得巴修士在人生關鍵時刻，真正展現了他的信念，突顯出他的愛心。

那是個風和日麗、適合登山好日子，當巴修士跟隊友們登上「桃源谷」時，發現滿山都是登山客，足足有數百人之多，於是他們決定當天不從石觀音廟的路下來，希望再往北開出一條新的路徑。走了一個多小時後，他們看到一處峭壁，才發現走錯了路。那時已經快黃昏，當他們想回頭走時，才發現後面跟來了一大群人。以巴修士跟隊友的腳程，要下山是比較容易，但這一大群人，怎麼能放任不管？當時巴修士馬上決定要幫助這群人，帶他們平安下山。

巴修士跟隊友清點人數，總共有七十幾個人，而且男女老幼都有，因此下山的速度勢必無法太快。如果要帶他們往回走，在時間上

已經不允許了。當時巴修士分派任務給隊友們,先由二個人在最前面負責砍出下山的路徑,中間派三人分段照顧那些弱小者,巴修士他自己負責殿後。

那時天色已暗,大里外海已可見到點點漁火,幸好天空掛著一輪明月,但在這種情況,要在陡峻山林裡開路行進,也是非常危險的。如此走了將近三個小時,才下到濱海公路上。巴修士跟隊友全面清點人數,確認完全無誤、也沒有人受傷,才請大家前往大里火車站搭車。當送走這一大群男女老少的山友後不久,瞬間滿天烏雲,緊接大雨傾盆而下,那時大家都捏了一把冷汗。

在回家的路上,巴修士告訴隊友,當他在山上看有那麼多人需要照顧,還有那麼多山路要走,真的很擔心。雖然這是一群陌生人,但巴修士也擔心他們會發生意外,他本著慈悲的大愛,一路都在祈求天主照顧這些人。一路虔誠禱告,一直到終於送他們上火車、平安回家才放心。他說天主聽到他祈求,因為要不是天主保佑,那雨要是提早二十分鐘下,或是沒有月光,不知道會有多少人發生意外!

病痛纏身仍四處奔波
募款籌建避難小屋聖母山莊

在籌建聖母山莊的過程裡,可以看出巴修士在信仰中是那麼的堅定。他的愛心可以說完全來自「聖母」的恩典,他為聖母山莊竭盡所能、完全付出,最後終於為天主、為聖母留下了一處永久的見證。他在籌建山莊的那一段時間,因為年紀較大,而氣喘病又時好時壞,腳

也出了問題，腰痛也加重了，但他對籌建聖母山莊還是非常積極，一直到他臨終前，都還在為這件事掛心。他感應到籌建山莊，是聖母要他做的最後一件事，而最後他也完成了心願。

　　為什麼巴修士要籌建聖母山莊呢？原來在1970～1980年代，台灣有許多地方經常發生山難，如奇萊山、合歡山、大屯山等，讓許多年輕學生失去生命。因為政府無法全面籌設救難山莊，所以就鼓勵民間社團協助籌建。巴修士得知這個情形後，就開始研究台灣哪裡是最需要救難山莊的山區。他發覺三角崙山和烘爐地山是北部較熱門的景點，所以他認為在此籌建避難小屋，可以幫助許多人。

　　籌建山莊的過程中，巴修士也經歷了一番甘苦。他曾經連繫了幾個單位，但都不得要領，後來經過宜蘭山岳協會發文給林班地管理單位—蘭陽林區管理處，經相關人員的協助，才在1979年5月間獲准興

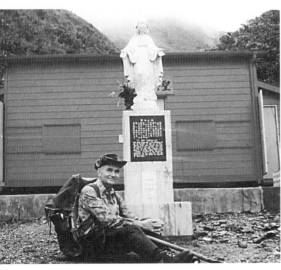

●巴修士與聖母山莊。

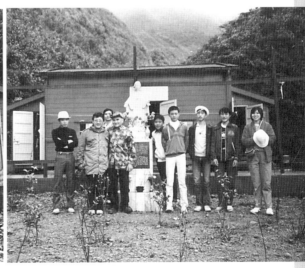

●巴修士與山友在聖母山莊。

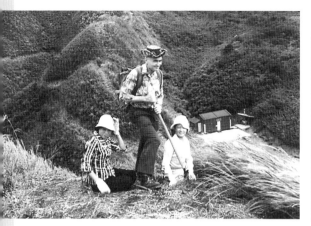
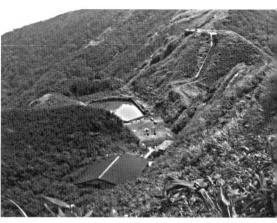

● 遠眺聖母山莊。　　　　　　　　　　　　● 聖母山莊後山的美麗景緻。

建。籌建聖母山莊的工程費用，經包商估計工資及部份材料費，就需要三十萬元，在當時，那真是一筆龐大的金額。巴修士和醫院捐了一些錢，但距離目標甚遠。經過思量之後，巴修士決定親自到處籌募。雖然巴修士中文不是很流利，台語也一知半解，表達能力更不是很好，但是因為平時為人親切、和藹、有愛心，更廣結善緣，所以很快募足款項進行籌建工程。其中，所有木材，也是由羅東的一位善心人士捐獻。

　　山莊開始動工後，又發現部份路段不適合搬運長條木材，只好另闢山路，那又多花了十多萬元。整個籌建工作真的是非常艱辛，一包水泥、一袋砂石，一根木頭，都必須用人工一次次的搬運過去。經過二個多月的趕工，山莊終於完成了。當時避難山莊可容納二、三十人住宿，內部還備有米糧、醬油、棉被、枕頭、塑膠桶、藥物、火種等各種物資。

　　聖母山莊的視野遼闊，風光旖旎，還可鳥瞰景色宜人的蘭陽平

原。此外，還可欣賞層層連綿青翠的峰巒、遠處閃礫銀光的水田，以及湛藍的海洋。山莊後有一大片箭竹林，山莊前有一個小池塘，如山嵐飄起，人影會若隱若現，真是有如人間仙境。當天氣晴朗時，可聆聽悅耳的鳥兒歡唱。如果人們能夠離開都市繁囂，在此住些時日，一定更能體會宇宙無限的奧秘。

在聖母山莊落成時，巴修士堅持要在山莊前豎立一座聖母像來保佑眾人，稜線上還要建一座十字架。當時聖母像是由國外運來，幾個人分好幾次才能搬上山。而銅製十字架是用大洲天主堂的十字架做原模鑄造。聖母山莊落成當天，還特地請呂道南神父上山去主持落成的儀式，非常慎重。巴修士的內心應該知道，此處將成為天主與聖母的聖地。

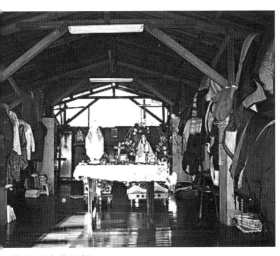
● 聖母山莊內部。

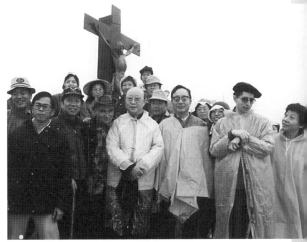
● 巴修士與主教及教友們。

聖母顯聖看顧
教外人士也感受到上主關愛

　　聖母山莊的落成，讓巴修士完成了一個心願，也開啟了他與聖母之間的奇妙連繫。因為有了「聖母山莊」，才能使教外人士感受聖母的慈愛，以及之後顯現的奇蹟。聖母山莊更在這美麗的蘭陽地區，留下了永恒標記。

　　1980年11月6日，一群喜愛登山的省屬機關主管，當時由林務局新店工作站的一位員工當嚮導，從北宜公路石槽附近的三分子，進入早期所謂的牽牛路，一直上到三角崙山登頂後，就下到聖母山莊休憩。那時已經是黃昏，下山時間也不夠充足，因此只能留宿山莊過夜。因為如果強行下山，不但路途陡峭，加上右側又是很深的溪谷，是充滿危機的。

　　這一行人中，其中有四個人隔日都有重要的事情須處理，因此他們就堅持要下山。但他們完全沒有帶照明器具，所以只能利用山莊裡找到的數根蠟燭，準備下山。那時天色已暗，大家心中都非常忐忑不安，深怕有意外發生。後來看到山莊前的聖母像，他們不約而同的祈求聖母，保佑他們一路平安，之後就開始摸索下山。沿路有又長又陡的台階，有崎嶇不平的泥路，其中還有數段非常難走的路程。

　　他們四人下山不久，留在山莊裡的數位朋友也因為擔心他們，於是又再次在聖母像前，虔誠的祈求聖母保佑。雖然他們都是佛教徒，但處在這樣的環境裡，他們仍是誠心的祈禱。

　　在下山的過程中，四個人雖然小心翼翼，但仍然一路跌跌撞撞，

不過多無大礙。這一段路程，白天只要一到二小時就可走完，但在夜裡他們費了將近四小時，才到達一座涼亭。那時已可聽到瀑布的水聲，他們才把心上的一顆石頭放了下來。其中有一位王先生，此時忽然想起為何蠟燭一路都未曾熄滅？整個路程都那麼平安無事？他在涼亭外回頭一看，才見到半空中直立著一位身穿白衣的婦人，面容非常的慈祥。當場，他並不覺得恐怖，反而感到心安。於是，他立刻告訴同伴，然後他們就問白衣婦人：「你是誰？」聖母並沒有回答他們。

　　不久後他們終於來到了停車場，接著搭車回台北。這些人回家後，一直在想著這件不尋常的事。第二週的假日，他們又回到聖母顯聖的地方，想了解個究竟，也想證實他們所見到的是什麼？王先生回到同樣地點回首一望，那裡只有幾棵相思樹，還有邊上的涼亭，並沒有其他景物。王先生所看到的位置，是在其中一棵相思樹的樹梢。而當時他們赫然才發現，那晚的白衣婦人，不就是在山莊時他們所祈求的聖母嗎？

　　他們回到停車場問起攤販，聖母山莊和聖母像是何人設置？攤販們才告訴他們，是羅東聖母醫院巴修士所建的。所以這行人就特地轉往羅東見了巴修士，並詳細說明聖母護佑他們的經過。後來他們在台北的登山刊物上，報導此次的經過，而後天主教的刊物，也轉載了這段聖母顯聖的奇蹟。

　　聖母顯聖保護登山者，使教外人士感受到聖母的慈祥與無限的大愛，也使得更多人因而協助教會籌建朝聖地，後來更造就無數天主教友朝聖熱潮，至今未減。這一切的神蹟證明了巴修士的作為是有智慧的，也是充滿愛心的。他的艱苦付出，終於有了回報。

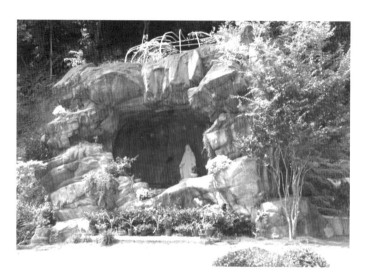

五峯旗聖母朝聖地的奇恩異寵

由本朝聖地（標高168公尺）至聖母山莊（標高884公尺）步行約三小時。聖母山莊係羅東靈醫會已瑞士修士及好友們立風前往八下經置外揚，十字架、聖母像及小木屋供登山者及好友們經常大小恩典。他並在此修行，也得到許多登山隊員夜行山上方國內宣，聖母十一月九日，向聖母瑪利亞到達此處，即在此上方聖地，向聖母瑪利亞祈求保佑，聖母顯現。為紀念此一事蹟，興建本朝聖地，以宣揚，險平安到達聖母顯現。得到平安見恩此一奇蹟於世。

● 紀念聖母顯像及巴修士事蹟的告示牌。

● 聖母顯像奧蹟之地。

巴修士的山友們，在他過世後合資鑄造了巴修士的銅像，將他豎立在聖母山莊前，以紀念他終生為人服務的貢獻。至於聖母顯聖處，則由台北教區賈彥文主教負責籌建，其中經歷了無數人的協助，包括那幾位被聖母保佑的教外朋友。聖母顯聖處如今已成為天主教一處熱門的朝聖地，而聖母山莊更成為民眾登山、健行的熱門路線，不管是假日或非假日都吸引無數的人潮。

臨終歸天眾人不捨
千人瞻仰送「阿爸」最後一程

巴修士的氣喘是老毛病，雖然在山林間能減輕他的痛苦，但他的身體狀況，隨著年紀每況愈下，不但左腳跟肌腱壞了，後背脊也經常在痛，有時還必須穿著胸衣減輕痛苦。1984年的大年初二，他的氣喘病加重了，呼吸也更加困難，雖然醫院用了最好、最新的藥，最後也不能挽回他的性命。臨終前，他還在掛念聖母山莊上的十四處苦路仍未完成。為了讓他安息，呂道南神父承諾會盡快完成他最後的心願。就在1984年2月9日星期四（農曆大年初八），巴修士那潔淨的靈魂終回歸天國，留下了無數人對他的感念。

巴修士的靈柩移放到聖母醫院的圓型聖堂裡，在透明的靈柩中，可以看到他慈祥、和藹的面容，而且還帶有一些紅潤，給人的感覺就像在睡夢中，那麼安詳。看著他的遺容，實在很難相信，這位天主愛徒已經離開人世了。當他敬愛的會士弟兄、醫生、員工、護士、病患、朋友、登山夥伴們，得知這個消息後，都不肯相信這個事實。當

時，喜歡巴修士的人，絡繹不絕的湧入聖堂，一次又一次的前來瞻仰「阿爸」最後的遺容。

　　巴修士走了，走得那麼安詳，走得那麼從容，但是他哪裡知道，在這個世界上，還有許多人捨不得他走，還有很多病人等他照顧，更有許多山友期待跟他一起登山。但他卻是真的走了。巴修士去世的這件事，讓無數人嘆息與懷念。雖然在安置他的聖堂裡，很多人送來鮮

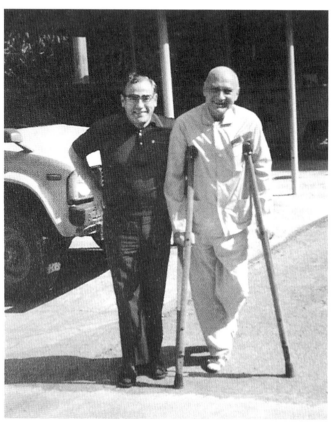

●巴修士（右）與李智神父。

花、花籃、花圈，但還是有很多人不願意相信，那麼虔誠、那麼慈悲、那麼有愛心的人，為何走得這麼早？

巴修士的告別式是在1984年2月14日下午兩點，於羅東聖母護校的大禮堂舉行。這天來了上千人，水洩不通的擠滿了大禮堂，就連場外都還有很多人進不去。誰也想不到，會有那麼多人來送巴修士最後一程。這個情景對當時的靈醫會來說，是絕無僅有的。巴修士的公祭是由當時的縣長陳定南主祭，還有許多地方上的國會議員、地方民代和首長都來陪祭。此外，許許多多的醫院同仁、過去丸山分院病人、他的朋友，還有許多登山界的同好，每個人都非常的哀傷。他們有的痛哭，有的啜泣，有的哽咽……。除了送殯的上千人之外，還有許多鎮民也沿街駐足，目送這位大家心目中的聖人—「巴修士」最後一程。大家都對他一生奉獻給台灣、又長眠於這塊異國土地上，而感激、不捨。

當巴修士在1947年離開義大利時，他就知道這是一個虔誠的天主信徒，即將要走的不歸路。最後他的遺體埋在台灣這塊土地上，他愛這塊土地，也愛這裡的人們。

當時陳定南縣長為巴修士所撰寫的祭文，可做為他一生中最真摯的見證：「巴瑞士先生，原籍義大利，生具宿慧濟世心，幼習醫術擅歧黃，並為世人傳福音，二次大戰時，奔波各地救難民，迨至大戰結束後，仍本愛主愛人心，遠涉重洋來中國，從事醫療救世人，大陸淪陷受迫害，披星戴月來台澎，聖母醫院駐行止，倏息長達廿六春，外科醫術稱聖手，聲名鵲起著杏林，平昔虔誠事聖母，服務病患更熱心，暇時常喜登山樂，培養仁心與性靈，『聖母山莊』集資建，嘉惠

登山朋友們，半生盡瘁靈醫會，竭智盡慮為世人，積勞成疾身違和，宿疾復發竟歸真，榮歸天國眠主懷，暫息塵勞依聖靈，惡耗驚傳齊哀悼，長留懷念在人間。」

在這個世界上，每個人都在寫自己的人生故事，許多人都想知道人生的意義是什麼？生命的真理是什麼？當巴修士抵達人生終點時，至少已經知曉真正人生的使命，也一再勇敢的去面對人生的問題。最終他得到世人的敬仰，得到上主的關愛，一路走來沒有遺憾。

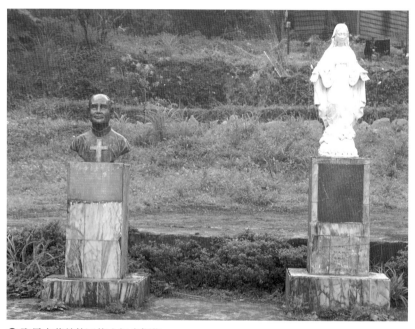

● 聖母山莊前的巴修士紀念銅像。

巴瑞士修士生平大事紀

916年9月24日	生於義大利北部特列威紹城。
1938年10月20日	發暫願。
1941年10月26日	矢發終身願。
1947年2月14日	奉派至中國雲南傳教，為第二批靈醫會派往中國服務的會士之一。
1952年3月31日	被中國共產黨驅逐出境至香港。
1952年5月4日	奉派至泰國邦朋服務，1955年調往曼谷服務。
1958年5月25日	奉派至台灣羅東聖母醫院服務。
1959年	負責管理新成立之丸山療養院。在丸山服務的後期幾年，同時協助羅東聖母醫院外科麻醉工作，二處奔波。1966～1967年間調回羅東聖母醫院服務。
1980年3月25日	在礁溪五峰旗建立聖母山莊。
1984年2月9日	在眾多靈醫會會士、修女及醫師、護士、朋友陪伴祈禱下，於羅東聖母醫院內安息主懷。
1984年2年14日	葬於冬山鄉靈醫會墓園。

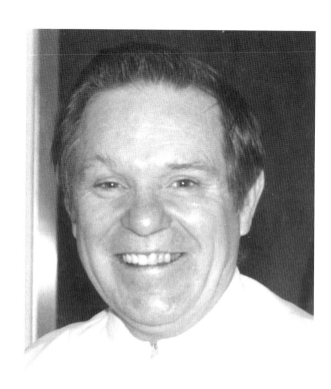

為救病人忍捨親情

將聖母護校升格為護專、2004年醫療奉獻獎得主

傅立吉 神父

在舉手投足間，散發著天生的樂觀、活潑與幽默感，是傅立吉神父（Fr. Felice Chech）給人第一印象。私底下煮得一手純義式咖啡，濃郁芳香讓人齒頰留香，正如他的人，令人久久無法忘懷。

和傅神父熟悉的朋友、病人都喊他「愛快羅密歐」，這可不是情聖的尊稱，而是為了搶救病人，他可以開起救護車，從山上一路狂飆下來。而為了協助聖母醫院重建重症大樓，他也全台灣「飛」透透（飛車），到處去募款！

當年來台灣時，還是28歲的小夥子，如今已經變成「外國歐吉桑」，雖然講起中文仍有些怪腔怪調，但傅神父可是比誰都還「本土化」。

靈醫會眾神父、修士們忙著傳道、行醫、教書、望彌撒，其它募款、提計畫、管理院務等行政事務，全落在曾擔任聖母醫院副院長的傅神父身上。尤其是每年醫療奉獻獎頒獎典禮，總可看到他代人領獎、代表靈醫會發言的身影，直到第十四屆才輪到他為自己領取貨真價實的「醫療奉獻獎」。

從小立志從事神職
28歲奉醫靈會指派來台

傅神父家鄉位在義大利威尼斯北方的「聖天使」（Santiangelia）村落，鄰近羅密歐與茱麗葉的故事發生地——Verona小

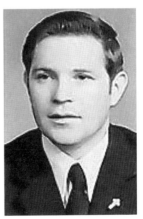

●年輕的傅神父。

鎮。1943年出生的他，五歲時曾跟隨父母去教堂，當時覺得神父就像電視裡崇拜的偶像一樣，神聖的工作讓他非常嚮往。於是小小年紀的他立下志願，未來也要從事神職工作、服務人群，他的父母也覺得這是一件好事。

傅神父的義大利名字是「Felice Chech」，「Felice」在義大利文的意思是「喜樂」，中文發音就是「傅立吉」。傅神父出生不久後，父親就抱他到一處立有聖像的地方，這裡放置很多名字紙籤，當時他們就抽中「Felice」這個聖名。傅神父人如其名，不但個性隨和、熱忱，還擁有無私奉獻的精神，常令周遭的人也沈浸在一股「喜樂」的氛圍之中。

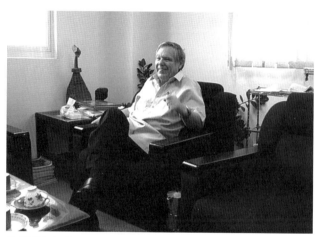

● 傅神父經常流露「喜樂」神情。

畢業於義大利維洛那大學神學院的傅神父，希望將來到國外傳教，也嚮往能到充滿佛教文化的遠東地區服務，所以曾於哈佛大學研

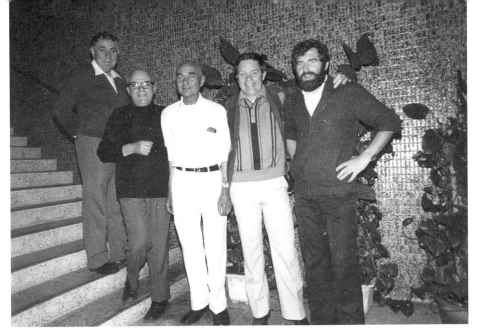

● 會士們合影（由左而右：高安修士、潘志仁神父、巴瑞士修士、傅神父、杜雅銘神父）。

習佛教課程。二十七歲時當了神父接受聖召，必須選擇服務地點，當時傅立吉在泰國和台灣之間作抉擇，深思熟慮之後，他認為台灣更需要他。1971年，二十八歲的傅神父奉靈醫會指派來台。

來台第二天，傅神父就馬不停蹄的前往新竹學習中文。為了更快學好台灣當地的語言，他每天努力學習近六個小時。終於，在他勤勉用功、努力不懈之下，不但得到不錯的成績，也逐漸覺得中文真是非常有意思呢！

遵奉靈醫會信念
傾力照護患者與貧病老人

結束語言學習課程之後，傅神父被分派到丸山療養院，與第十屆

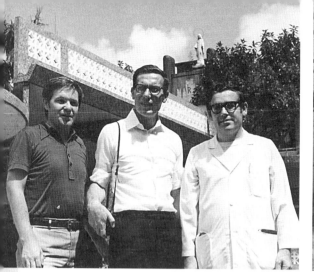

● 剛到聖母醫院服務時的傅神父（右一為呂道南神父）。

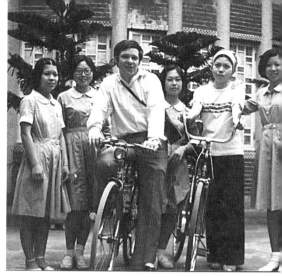

● 年輕帥氣的傅神父，是學生心目中的偶像級帥哥。

醫療奉獻獎得主柏德琳修士搭擋，站在第一線服侍結核病患，徹底遵守天主教靈醫會「神貧」、「服從」、「貞潔」、「仁愛（為病人服務）」的信念。

　　在丸山，傅神父除了臨床照顧，還得打理病患的一切：從開車、送病患下山就醫、到為病患送終，什麼都做。周末假日他則會到山地部落傳教，每次看到一些貧病老人，因為子女外出工作而被遺棄在家裡，傅神父總是一陣心酸。於是他親自為老人們洗澡、洗腳，打掃房間，或揹他們到丸山安頓。很多原住民跟傅神父接觸之後，漸漸的也篤信天主教，他們其實是受神父愛人如己的精神感召。

意外遭遇重大車禍
幸賴范鳳龍醫師妙手救回

　　傅神父曾發生一場幾乎致命的車禍，他騎摩托車前往寒溪的途

中，遭到貨車撞擊，連人帶車被捲入車輪下，貨車甚至還撞斷電線桿，可見衝撞力道之大。他被送到聖母醫院時，已經血肉模糊、面目全非，直到推進手術室前，護理人員才發現，受傷的竟然是自家的神父傅立吉。他昏迷了好幾天，幸賴聖母醫院當年名聞海內外的外科聖手，也就是第八屆醫療奉獻獎得主的范鳳龍醫師，妙手回春，才得以重生。

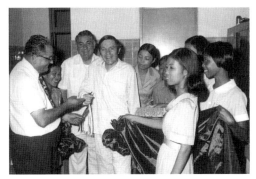

● 重大車禍復原時的傅神父。

因此，每當有人稱讚傅神父長得帥，他即出示臉上幾乎看不見的疤痕說：「范醫師

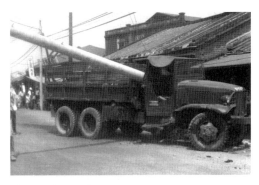

● 重大車禍現場。

真了不起！」要不就回答：「本來還更帥的！」大家經常都被這樣率直、單純、又幽默的神父所逗笑。

傅神父有時也會開救護車，單純是為了載送病人下山就醫，或到寒溪等山地部落傳教。在美國已拿到駕照的他，來台之後一開始只開救護車，往後為了聖母醫院經常舉辦社團活動，才必須常開著大型車到處跑。

傅神父去考大型車駕照時，監理站考試人員看他是外國人，特別

囑咐他，等大家考完，會找翻譯為他念考題。結果大家都還沒交卷，他卻已經寫完了，而且成績是滿分一百分，讓監考人員當場錯愕。原來為了服務及傳教需要，傅神父在中文方面，早已經下過很深的功夫。

以微笑和熱誠、敬業的態度與澎湖居民打成一片

傅神父在丸山療養院服務四年之後，到羅東北成天主教堂擔任九年本堂神父，負責督導聖母護校，並創立了聖母幼稚園。

後來再轉任澎湖馬公，出任惠民醫院副院長。他跟惠民醫院院長何義士一起照顧病患、從事家訪服務，並且和當地人打成一片。傅神父雖然是副院長，但當時離島什麼都缺，他要做的事就更多了，從水

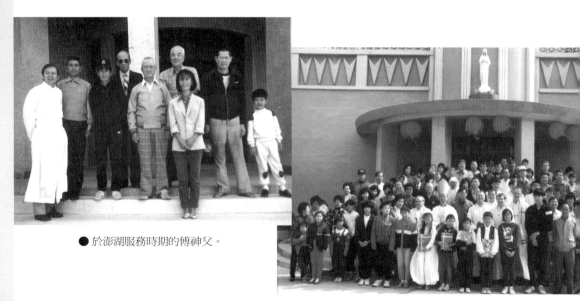

● 於澎湖服務時期的傅神父。

● 與教友於馬公天主堂大合影。

塔清洗、開救護車，到挨家挨戶送藥、苦口婆心勸人別放棄治療，這些都是他日常的工作。

澎湖民風純樸，而且居民的嗓門都很大，傅神父用熱誠與敬業的態度，很快融入他們的生活圈，並與他們打成一片。他也愛極了美麗的菊島，經常坐船穿梭在澎湖大小離島間。

在澎湖服務六年的傅神父，碰到講台語的居民，經常是「雞同鴨講」。但他堅信「微笑比語言更有力量！」而自認溝通功力一流。經過一段時間相處後，大家接納他，他也了解大家，澎湖縣政府還頒給他「榮譽縣民」的殊榮。

四處奔波募款
聚沙成塔，興建重症大樓

1992年，傅神父返回宜蘭，擔任羅東聖母醫院副院長，此時他變得比以前更忙碌了。1998年起，聖母醫院發起興建重症大樓募款活動，以及聖母護校改制升格為護專，此時醫院裡的大小事全都靠他張羅。從早忙到晚的他，經常上午在羅東望彌撒，下午馬上就到達高雄，到了晚上，竟然又出現在台北。第二天天才剛亮，又可準時看見他現身病榻旁，正專心的帶領病人禱告。雖然如此繁忙，但他從不喊累。

以救人為宗旨的聖母醫院，經常為貧困人士減免醫療費用，曾經接受過幫助的人，或熱心響應捐款義舉的人士，在獲知聖母醫院發起興建重症大樓募款活動後，都一一挺身而出。

像是出生宜蘭三星鄉的知名作家苦苓，小時家境貧寒，曾身染重病，因無力支付醫療費用，被無數醫院拒絕收留，命在旦夕之際，唯獨聖母醫院傾全力救助他。因此，當苦苓得知聖母醫院募款興建重症大樓的消息，馬上在廣播節目中呼籲聽眾熱心捐款，並以身作則的以聽眾捐多少，他就捐多少的方式，為聖母醫院募款。

　　當時需要募款六億，是一筆龐大的數目，傅神父不願意苦苓的愛心，反而造成他過度的負擔，因此最後只接受他一百五十萬元的捐款，這也是募款時期感人的插曲之一。

　　當時在各界的幫助之下，台灣北中南連辦三場大型募款活動，邀請到海內外歌手加入義演，場面聲勢浩大，門票收入全數用在重症大樓經費上。在院內，更常態性舉辦跳蚤市場、大小義賣活動等，目的

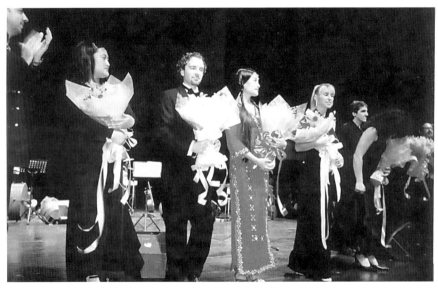

●海內外知名歌手為范鳳龍紀念大樓募款而唱（圖中著紅色服裝者為紀曉君）。

都是為了早日募足款項。

　　在籌集經費的日子，傅神父四處奔波募款，即使募到的只有一元，聚沙成塔也是件感恩的事。在這個時期，傅立吉神父也發生了一段小插曲，為了募款奔波的他，在北宜公路往台北途中碰上大塞車，不小心碰撞到前車，幸虧不嚴重。當雙方下車時，對方看到的是德高望重的傅神父，不僅客氣的不要求賠償，反而當場捐款給傅神父，隔天也參與聖母醫院的義賣會，真的是件令人感動的事。

組成社區醫療服務隊
協助無法到院的病人

　　「要怎麼收穫，先那麼努力的栽！」感恩天主保佑，聖母醫院重症大樓順利完工，並於2007年7月14日舉行感恩落成典禮。為了感念范鳳龍醫師的愛，因為他曾以精湛的外科醫術，救回無數面臨死亡邊緣的病患，因此院內決定將重症大樓命名為「范鳳龍紀念大樓」。這件事也隱含當年的巧合，因為曾發生重大車禍的傅神父，也是范鳳龍醫師從死神手中搶救回來的，如今就在傅神父的努力募款之下，興建完成了「范鳳龍紀念大樓」的工程。

　　傅神父認為可以到醫院看病的患者是幸福的，那些無法到院來看病的人，可能更需要照顧，因此他也與一群志同道合的同仁組成「社區醫療服務隊」，無論病患的家有多難找，傅神父會在巷道內摸索，找到病人住處，並且給予必要協助。他還成立社區醫學部，大力推展預防醫學的觀念。

排除萬難
順利將聖母護校升格五專

　　當時另一項艱難任務就是聖母護校升格為聖母護專。聖母護校創立於1964年，是天主教靈醫會為紀念會祖聖嘉民神父「視病猶親」的精神，所出資創辦。聖母護校以培養護理基層人才，從事醫療保健工作，促進國民健康為宗旨，希望以天主教會基督博愛精神、全人醫療護理及精湛的醫護科技，為台灣同胞服務。

　　建校初期，聖母護校校舍設於聖母醫院內，僅招收一班五十名學生，且都在聖母醫院實習。後來學生人數逐年增多，原有校舍不敷使用。1974年董事會決定另覓他址，但羅東市區狹小，土地取得不易，當時學生實習僅聖母醫院一處，董事會以女生實習醫院，應在學校附近較為安全為優先考量，於是就近在聖母醫院旁另購校地。

　　1975年校舍完成，師生遷入上課，後來逐年興建「若懷樓」及「示教大樓」。校舍完成之初，因外縣市學生為數不少，設有宿舍供遠地學生住宿。直至1991年，奉教育部命令籌設三年制護理專科時，學生班級數已多達十五班。

　　因為政府政策要求，聖母護校必須升格為專科學校才能繼續運作，不然政府將接辦。在學生來源不足、又苦無經費來源之下，靈醫會幾十年來苦心經營的學校，正面臨轉型的兩難。傅神父勇敢面對困難與限制，一一尋求克服與解決之道，他認為「學校是為了讓人生存的，而不是死亡。」於是積極尋求總會與國外的幫忙。他先邀請巴西、德國專家前來評估，結果是肯定的，宜蘭還是需要培育護理專業

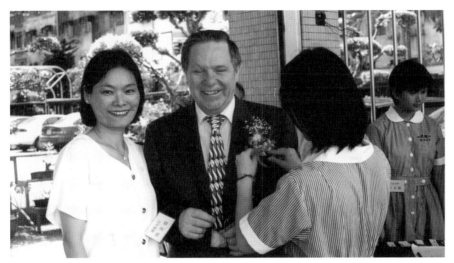

● 傅神父於護校服務時期。

人才的學校，大家一致認為升格五專才符合升學與就業市場需求。在
經費方面，靈醫會總會允諾協助，讓傅神父宛如吃了顆定心丸。

　　升格為聖母醫護管理專科學校，勢必遷建並尋求足夠廣大土地，
在董事會及靈醫會支持下，找到宜蘭縣三星鄉約四公頃的校地。但這
塊廣闊校地，是好多地主所共同持有，前後經過兩年多時間，才將這
塊土地慢慢買起。從買地、整地、鋪路到建設，艱難可想而知，但有
天主的眷顧，終於排除萬難順利達成。

　　第一期工程（行政大樓、教學大樓）及第二期工程（周邊設施、
警衛室、停車場、活動場所及圍牆）陸續施工完成後，2005年獲教育
部核定升格為聖母醫護管理專科學校，設有護理科、幼兒保育科、資
訊管理科、餐旅管理科以及化妝品應用與管理科，學生達一千一百多
位。

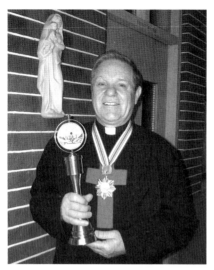

● 獲頒第十四屆醫療奉獻獎，實至名歸。

榮獲第十四屆醫療奉獻獎
功勞歸於協助他的每一個人

2004年傅神父榮獲第十四屆醫療奉獻獎，工作態度積極認真的他強調，能夠得獎不是他一個人的功勞，若沒有醫師、護士的協助，一個人的力量終究有限。即使是這個時刻，他念茲在茲的仍是重症大樓興建完成，可以讓更多的人接受較佳的醫療服務。

而他擔任聖母醫院副院長時，經常有人來接洽事情，聽到「副院長」三字，還以為是「傅院長」，後來才知道，原來是「傅副院長」。碰到這種情況，他總以一臉微笑來化解尷尬場面，可見他給人的印象，完全沒有嚴肅的感覺。

因愛而做事
發願終身不背棄病人

馬不停蹄的奔波，所處理的都是「俗務」，傅神父難免也會發生與人意見相左，或不被諒解的情況。每當這個時候，他從不多辯一詞，因為他相信，人最後都得來到天主面前，接受審判，而天主知道他在做什麼！

三、四十年來，傅神父和病患、信眾、同仁「搏感情」，早已成了「最入世」的神父。每當他飛車在羅東街上，路口總會有一個個鄉親熱情上前問候，招呼他有空到家裡坐坐、吃拜拜。在醫院裡，從蓋安寧病房到山地巡迴醫療服務計畫，員工從醫療糾紛到薪水問題，都要找傅神父來解決。

傅神父至今仍相當堅持醫院的非營利屬性，「不要把病患當顧客，他是您的兄弟。」在救人醫療成為消費行為的今天，醫院經營者一再強調「顧客至上」，要以好的服務吸引「顧客上門」。但傅神父卻反其道而行，因為他認為：「這已悖離醫療的初衷」。傅神父認為，醫療沒有愛，便不是醫療，所以，行醫絕不是「做愛做的事」，而是「因愛而做事」。他以為小孩、老人洗澡為例，說明兩者的區

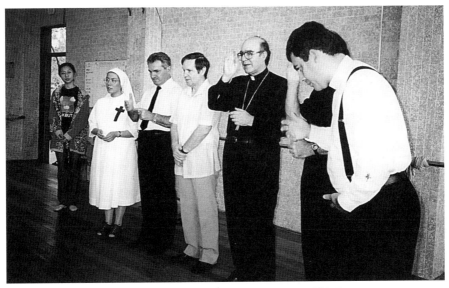

●傅神父（左四）與秘克琳神父（左三）於蘭陽舞蹈團練舞場所祝聖。

別，他說：「並不是神父對洗澡這件工作有興趣，而是因為愛，愛讓您看見對方的需要，願盡一切力量幫助他，包括洗澡這件事。」

傅神父認為，做為靈醫會士，自我要求比一般神父、修士還嚴格；靈醫會強調「以醫療為唯一的佈施」，因此，他早已發願：終身不得拒絕病患要求。雖然他大部分時間從事行政業務，但傅神父說他從未背棄病人，亦未曾遠離臨床。一名教友罹癌後，自知不久人世，神父帶她到後山抓螢火蟲。看著螢火蟲在掌間一明一滅，她領悟到生命的短暫與無常，最後竟反過來安慰神父：「我會變成天使來幫助您！」神父也由此體悟：「醫療並非肉體痊癒最主要的力量。」從此，積極的投入臨終關懷，執意開辦安寧病房，提供末期病患身心靈全人的照顧。

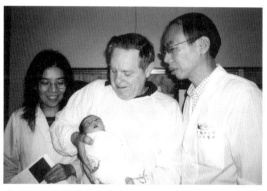
● 傅神父抱著剛出生的嬰兒。

割捨至親之情
為台灣傾其所有

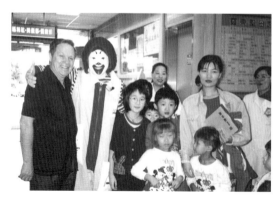
● 傅神父接待麥當勞叔叔到院為病童打氣。

這樣貼心的傅神父，最令他不安的是父母年邁，卻從未承歡膝下，每

每提及義大利的老父母，臉上總有著身為人子的愧色。不少台灣朋友赴義大利旅遊，總少不了去他們家叨擾一番。但是，目睹神父的房間四十多年來維持原狀，羅列著他每一時期的照片，每天打掃得一塵不染，好像他隨時要回來一般，大家感覺比神父更沈重。

那樣的窗明几淨，映照了一個心痛母親長期的思念，和倚門而望、永不放棄的期待，讓每一位台灣的訪客為之眼眶泛淚。老母親朝思暮想的兒子，此刻正穿梭在十萬八千里外的會議室中、山林間、教堂、醫院裡。因為愛，他願為台灣的異鄉人傾其所有，做一切能做之事。台灣人對他的感謝，又只是憑一座醫療奉獻獎能說得盡呢？

事實上，當年他父母親堅持反對他到海外，但他心意已決，就是要來台灣，最後只能無奈的用一封信拜別父母。神父說：「他們的反對一直到現在，還是希望我回家，我的房間不會給別人使用，他們每個禮拜都打掃清潔，等我回去。」幾年前父親過世了，媽媽還是聲聲催促他：「什麼時侯回家呢？」傅神父坦言，幾十年來他都在照顧別人，卻沒能照顧自己的父母，心裡難免有所遺憾，但他實在放不下手邊工作，對台灣，他還有太多計畫要完成。

曾有記者訪問傅神父，神父說：「一個事

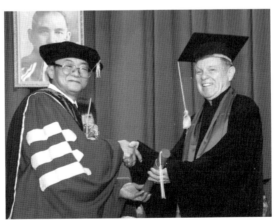

● 在佛光大學代表公共事務研究所碩士畢業生接受畢業證書。

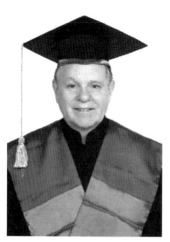
● 貨真價實的碩士學位。

情還沒結案，另一個開始又出來了，所以沒有退休時間。」記者：「這樣聽起來，什麼時侯能回義大利？」神父答：「嗯，不會去想。」

每天6點以前起身晨禱讀書
以第一名成績完成碩士學位

當聖母護校面臨轉型挑戰時，也在學校開設「靈醫人文」課程的傅神父心想，應該再念一個碩士學位，不但可以幫助他講道、教課，也學習更多非營利組織的行政管理知識。積極準備之後，考上了位於礁溪的佛光大學公共事務研究所。

在佛光大學校園中，常有著僧服的比丘、比丘尼來來去去。讀碩士班期間，校園裡的傅神父並不顯得搶眼，因為他未穿著胸前繡著大紅十字架的黑色會服，只在普通襯衫上別著小小的紅色十字架別針。奉行一日事一日畢的他，僅花了一年半，就提前完成了以英文寫成的碩士論文，最特別的是，他研究的還是台灣人最關心的藍綠政治問題，他發出八百多份問卷，完成醫護人員政治疏離感的調查研究。

在公共事務研究所前所長劉義鈞眼中，傅神父是最勤奮的學生，不但得過書卷獎，還是該所第一名畢業的學生。畢業典禮時，他還代表同學上台接受撥穗，並在星雲大師見證下戴上方帽。經常有人問他讀書的方法，「台灣學生很厲害的，可以熬夜到二、三點，我就不行

了，十二點一定要上床睡覺。」傅神父笑著說。所以每天六點不到，他就起床讀書、禱告，因而得到優秀成績。

於2008年取得佛光大學公共事務研究所的碩士學位之後，傅神父決定飛回義大利一趟，把他戴著方帽的碩士照送給母親，「這是送給母親最好的九十歲生日賀禮。」

接任全國宗座傳信善會主任
在台推動傳教活動與募款

2008年2月，台北總教區洪山川總主教於主教公署二樓會客室，

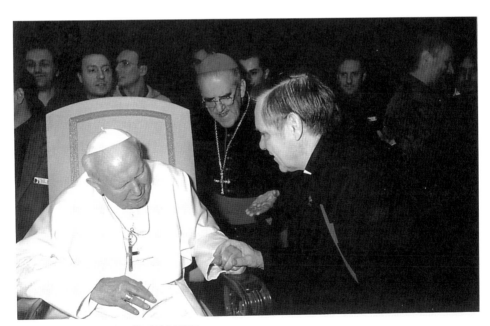

● 接受教宗諾望保祿二世召見與祝福。

將全國宗座傳信善會主任一職，移交給傅神父。原全國宗座傳信善會主任洪山川總主教，因上任台北總教區新職，請辭獲准，於是由宗座萬民福音部部長狄安斯樞機主教，任命傅神父接任，任期五年。教廷委託全國宗座傳信善會主任在台灣推動傳教活動，以及為宗座傳信善會、聖童善會和聖伯鐸宗徒善會募款。

全國宗座傳信善會傅立吉主任的介紹文中寫著：「傅立吉神父為靈醫會會士，現在台北服務。傅神父於1943年生在義大利威尼斯。1970年自Zenoniano哲學、神學畢業，翌年奉派來台，先在靈醫會所成立當時最大結核收容所——丸山療養院，服侍病患。1983至1989年期間，轉任澎湖馬公惠民醫院副院長，不辭勞苦，獲頒澎湖縣政府『榮譽縣民』殊榮。」

「1992年，傅神父再回宜蘭，擔任羅東聖母醫副院長，不遺餘力投入關懷原住民、貧病弱勢族群，並開辦安寧病房。1998年起，聖母醫院發起興建重症大樓募款活動，肩負重責大任。2004年接下靈醫會所創辦的聖母護校，並將其升格為聖母醫護管理專科學校，以校為家，並將學校遷移至三星鄉。2006年8月負責靈醫會聖召推行。2008年2月，教廷任命為宗座全國傳信善會主任。」

有人問傅神父：「來世願再服神職，當神父嗎？」他不假思索地回答：「願意」。堅定的神情，令人佩服。

傅立吉神父大事紀

1943年	出生於Santiangelia, Vedrona, Treviso。
1970年	晉鐸神父。
1971年	奉派來台，進入丸山療養院服務。
1975年	擔任羅東北成天主堂本堂神父。
1983年	前往澎湖馬公惠民醫院擔任副院長。 獲頒澎湖榮譽縣民。
1992年	返回羅東聖母醫院擔任行政副院長。
1998年	積極為范鳳龍紀念大樓募款，2007年7月14日紀念大樓順利興建完成並啟用。
2004年	獲第十四屆醫療奉獻獎。
2006年	出任聖母護校執行董事，並順利完成升格聖母專校。
2008年	擔任天主教全國宗座傳信善會主任。 取得佛光大學公共事務研究所的碩士學位。

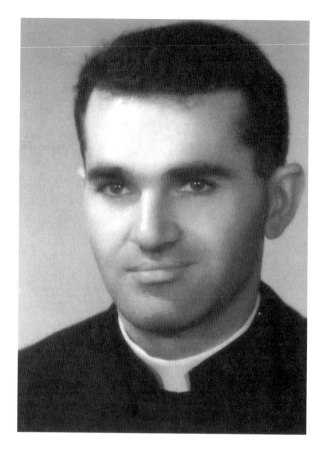

將蘭陽民俗藝術
推向世界

蘭陽舞蹈團創辦人、1995年中華文化藝術薪傳獎得主

秘克琳 神父

秘克琳神父（Fr. Michelini Giancarlo）於1935年7月7日出生在義大利北部的波隆納（Bologna），家中有三兄弟，秘克琳神父排行老二。在義大利山林蘊育、成長的他，有著活潑外向的個性。少年時在故鄉義大利修習哲學，並接受神職教育，他的血液中流淌著義大利人獨特爽朗，又帶點固執、純真與勇敢的性格。

幼年經歷戰爭
留下難以抹滅的印象

童年時期的秘神父，曾受到第二次世界大戰的戰火波及，義大利當時和德國結為軸心國，對歐洲其他國家宣戰，和英國、美國等同盟國站在敵對立場。秘神父當時正上小學，他記得有二、三年的時間沒辦法到學校上課，無情的炮火與死亡的陰影，時常縈繞在他年幼的心靈中，至今仍留下難以抹滅的印象。

「小時候在義大利的印象，就是一直打仗，而且戰爭死了很多人。我們當時住在山下的河旁，德國軍隊曾經駐守在山區，我們小孩會在附近玩耍，外面很多房子都倒了，河上連一座橋都沒有，每天都有砲彈爆炸聲音，有二到三年都沒有辦法到學校讀書。」神父說。

秘神父和弟弟出生不久，父親就到外地工作，因此對父親的記憶十分模糊。由於戰亂時期沒有任何父親的音訊，直到戰爭結束後，才開始對父親有印象，這也才銜接起父子的記憶。

「戰爭結束後，我們回去波羅尼亞，孩子們經常在路旁的一處空地上玩球。有一天，在路上看到一個很瘦很瘦的男人，走過來問我和

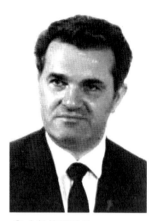
● 中年的秘神父。

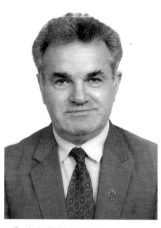
● 老年期的秘神父。

弟弟住在哪裡？還有我們的名字，我跟他說我叫『秘克琳』，那個男人點點頭沒有說什麼。」

「山下房子住著我的阿姨，還有爸爸的弟弟。那個男人進去房子裡面，他們看到他驚訝的大聲喊著：『若望、若望』，原來問路的這個人叫『若望』，也就是我爸爸的名字。當時他瘦到只剩43公斤，我和弟弟在路上根本認不得他，也不知道他就是我爸爸。後來才知道戰爭的時候，他被關起來，因為很多年沒看過爸爸的樣子，我和弟弟在山下看到他時，並不曉得他是我們的爸爸，還以為他是要向我們要錢的乞丐。」

祈禱使父親病癒
看見不可思議的神蹟

1945年戰爭結束時，秘神父約十歲，父親回到家鄉後，全家團聚，他也開始享受完整的家庭溫暖。父親回家後，沒有再外出工作，但好景不常，回來後的第二年就生病了。秘神父記得，父親曾對他們

說，戰爭被關時，沒有東西吃，連老鼠都吃過，可能是長期飢餓引起胃部的疾病。

「那時候我們寫信給一位『比歐』神父，請求他幫忙祈禱爸爸的病趕快好起來，我的爸爸住在波羅尼亞一家很大醫院，情況不是很好，我們每天都去看他，醫院的醫師也說他們沒辦法了。」秘神父說。

秘神父兄弟三人，經常走路到距離東波羅尼亞三公里半的山上，那裡有座教堂和聖母像，他們到此祈禱父親的病趕快好起來。沒想到不久後，秘神父爸爸的病竟然痊癒了，連醫院的醫師也無法解釋是什麼原因。

加入靈醫會
志願前往台灣傳教

由於經歷父親生病康復奇蹟，加上媽媽是虔誠天主教徒，以及有一位靈醫會叔叔在中國傳教，這些事都深刻地影響著秘神父。於是他從少年時就到神學院唸書，後來接著唸哲學、心理學，並接受更進一步的神職教育，成為天主教靈醫會的一員。

秘克琳於二十八歲時晉升為神父，1964年，他志願到台灣服務。帶著一片熱情與赤誠遠離故鄉，出發前往地球另一端，開展傳教工作。

秘神父原本被安排坐飛機到台灣來，但他跟同行的謝樂廷神父都希望能坐船，因為坐船需要一個月時間，才有機會可以到航行途中停

泊的國家看看，像是埃及、印度、印尼、新加坡、香港等。

在海上航行途中，不但曾碰到颱風，甚至被包夾在兩個颱風的中間，因為風浪太大，被搖晃得很厲害，船上很多人都暈船吐到受不了。這一個月，他們去了很多國家，也了解很多國家人民的生活，如印度的窮人很多，大部分的人都還睡在戶外，到印尼時，印尼人還沒看過這麼大的一艘船，新加坡當時也沒有這麼熱鬧。秘神父說他們一路上不斷感受各地生活，到台灣時，整個感覺又不一樣。

傳播福音之餘
亦全心投入社會服務

早期靈醫會到達羅東鎮時，在街上頂下一間小診所作為「聖母醫院」服務的起點，並在醫院旁搭建一座小聖堂，供會士與信友參與聖事、禮典。由於小聖堂相當擁擠，1958年時，又在羅東北地區新建一座佔地較廣的天主堂，作為傳教、聚會場所。

秘神父於1964年8月抵達羅東時，靈醫會所屬的羅東聖母醫院，在會士們耕耘多年下，已稍具規模。秘神父在新建不久的羅東北成天主堂服務。跟其他神父一樣的是，除了傳教之外，還要協助改善居民的生活條件。為了幫助農民，秘神父還曾親自示範操作新式的耕耘機的方法，並且到鄉下進行家戶拜訪，發麵粉與奶油以濟助貧困。有一次羅東大水災，天主堂還成立臨時收容所，以救濟難民。

當年的蘭陽平原，來了許多帶著犧牲與奉獻精神的靈醫會會士，他們除了傳播福音之外，還會全心全意進行社會服務，包括協助物資

欠缺、經濟貧困的居民改善生活條件，也多方投入衛生環境改善、病痛醫療與救人工作等。

「我第一次到台灣時，就覺得台灣跟我所去過的落後國家比起來，還算不錯。我先到新竹學國語，那時候台灣小孩看到外國人都很害羞。學會了國語之後，本來還想再回去學台語，但開辦蘭陽青年會後，我一個人忙不過來，就沒有再回去學台語，所以我就只會講國語。」秘神父說。

重視心靈醫療
放棄行醫開辦文化活動

秘神父本來有機會可以再回義大利學醫，因為他特別希望能從事外科開刀工作，但經過深思熟慮之後，感覺那不是他應該走的路。當時他一直在思考，如果不能在醫院服務，到底還能做什麼呢？在宜蘭，醫院有了、教堂也有了，不過小孩子多、青少年也多，於是他認為應該針對孩子們，開辦一些他們所需要的文化活動。

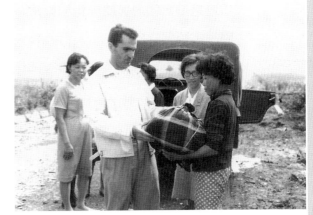

●1959年八七水災，秘神父贈送救災物資給災民。

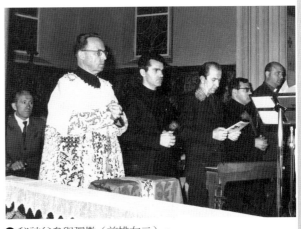

● 秘神父參與彌撒（前排左二）。

秘神父心想，大部分的會士都投入「身體醫療」的工作，為什麼沒有人想到「心靈醫療」？他認為「物質條件必須尋求改善，但精神活動也不可缺」，於是動腦筋思考，在民俗與文化中，有沒有可以作為青少年藝術推廣的活動，鼓勵孩子們追求生活中的美感。

　　當時還是農業社會時代，經濟活動相當少，生活也困苦，四處田野盡是迎風稻浪、樸拙瓦屋聚落，以及純樸且勤勞人民。在秘神父的眼裡，雖然宜蘭的風土人情與義大利大異其趣，但卻一再令他深深感動，於是決定為這塊土地完全奉獻此生。

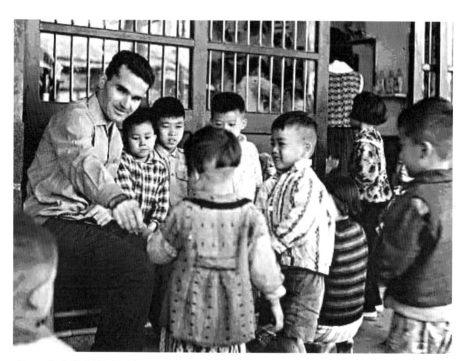

●1964年秘神父剛到台灣，就愛上這裡的孩子。

開辦蘭陽舞蹈團鼓吹孩子學舞
親自騎三輪車接送團員

　　1966年，秘神父成立了「天主教羅東青年育樂中心」，也就是今日「蘭陽青年會」的前身。在狹小且簡陋的教室裡，開辦了舞蹈、國樂、美術等等研習課程。同時，他還集合了當地赤著腳的青少年，組織了籃球、排球、棒球、網球等，他們還經常舉辦聯誼賽。由於同時填飽肚子的民生需求仍是最大問題，所以活動經常有斷炊之虞。曾經因為找不到合適的場地，讓滿腹熱情的秘神父感到沮喪。但隔不了多久，秘神父很快就又重燃熱情，再度出發。

　　「我辦的活動大部分以學生為主，像是各種球隊，還有國樂表演、舞蹈等藝術方面的，對於培養小孩子的藝術天份，我蠻有興趣的。」神父說。

　　同年，秘神父又創辦了「蘭陽舞蹈團」，舞蹈團成員以招收九到十八歲不等的女孩為主，她們利用課餘的時間練舞，在艱辛的學習過程中，培養獨立的性格。這些女孩們在持續的公開演出中，開闊視野，更在耳濡目染中，展現優雅自得的生活態度。

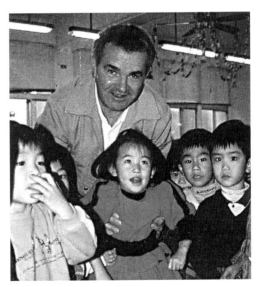

● 秘神父與學舞的團員。

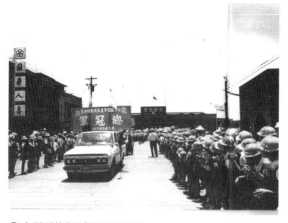
● 台灣民族舞蹈總冠軍遊行。

但當時家長普遍認為，學舞並沒有太大的用處，因此態度傾向反對。為了鼓勵孩子們學習跳舞，除了不必繳交任何學費外，秘神父還充當駕駛，從騎腳踏車到三輪車，親自接送小朋友。當聽到某位家長提到學舞沒有什麼用的論調時，秘神父會親自登門拜訪，操著他生硬中文，加上比手劃腳的溝通與說服。憑著持續的毅力與誠心，家長們才日漸放心，將孩子交給這位「阿督仔」調教，舞團人數也才漸漸多了起來，並且一步一步打下穩固的基礎。

「我會帶他們去幼稚園表演，也請了許多舞蹈技巧不錯的老師來指導，學生逐漸多了起來，很快就到達一百位。剛開始我們參加公開的舞蹈比賽，拿到了全宜蘭縣第一名，第三年就拿到台灣的舞蹈總冠軍。當時我們和縣政府、救國團辦了全縣盛大的遊行。遊行之後，很快就打開了蘭陽舞蹈團的知名度。」

這些孩子們的傑出表現，給了秘神父相當大的鼓舞，他辛苦的付出，終於獲得了一點一滴的回報。在如此艱難環境下，得以一步步的從宜蘭舞到全台灣，甚至從台灣舞到歐洲、全世界。這個過程也讓秘克琳神父感受到：「民族舞蹈是世界上最美的藝術之一」。

創立蘭陽青年會
打造孩子們的伊甸園

　　1972年時，在靈醫會大力的協助之下，終於在羅東北成國小旁購買了三公頃土地，當時宜蘭縣政府還另外提供三公頃土地給秘神父，於是「財團法人天主教蘭陽青年會」正式成立。至此，秘神父為蘭陽地區的青少年們，建構一座專屬活動天地的夢想，終於完全實現。從整地、設計到空間規劃、建築圖、監工，秘神父都一手包辦。

　　六公頃土地上的蘭陽青年會，如今闢有游泳池、青少年遊憩空

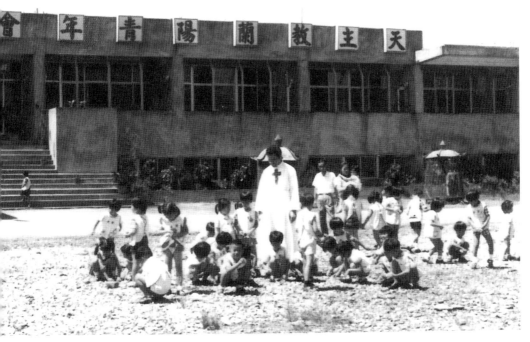

● 蘭陽青年會第一個家。

間、聖音幼稚園、蘭陽舞蹈團、兒童青少年育樂中心。走進蘭陽青年會開闊的綠地，可以看見水泥雕塑的「白雪公主與七矮人」，還有不少梅花鹿、松鼠、孔雀……，彷彿闖入了野生動物園。

秘神父在園區內，蓋了一座小型動物園，親自栽種了四季植物與花卉，神父說：「教育不只要培養小孩，還要為他們創造美好的學習環境。」基於這樣的理念，喜歡園藝的他，花了相當多時間投入園區綠化與美化工作，讓青年會每面牆都爬滿了藤蔓，走在其間，總能聞到淡淡的草香，感覺心曠神怡。

對學舞孩子們的教育，正如他對美化的投入。他說：「求學只是一時的，追求美好生活才是一輩子的事。」秘神父教育學舞蹈的孩子們，希望他們不只要身體健康、書讀得好、舞跳得好，更希望她們能夠充分感受生活中的美感，並享受過程中的快樂。

■ 以舞蹈外交
讓世界看見台灣

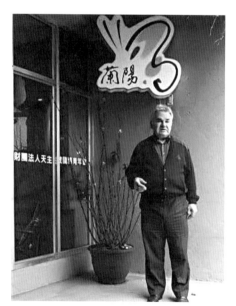

● 秘神父攝於蘭陽青年會之前。

1974年，秘神父首度率領蘭陽舞蹈團到義大利巡迴演出。當時台灣的環境，正處於退出聯合國後餘波蕩漾的艱困時刻，能突破外交上重重的困境，將台灣的舞蹈藝術傳播到海外，並獲梵蒂

岡教廷教宗保祿六世召見勖勉的殊榮，到梵蒂岡演出，秘神父是第一人。

「第一次帶孩子們出國的地方，就是義大利，原本我預備在1973年要出去的，但那時候出國手續不好辦，每天都要到台北，跑內政部、外交部、教育部辦理繁雜的手續。我心裡想，台灣的民族舞蹈可以表現出國家的特色，大家都能懂，也可以讓全世界的人認識台灣，這是很好的國民外交方法，是很棒的一種方式。」神父說。

當時，秘神父帶領出國的蘭陽舞蹈團成員共有十四位小朋友，行前並未受到太多期待與關切。抵達義大利時，也沒有受到當地政府歡迎，反而在中共刻意的施壓與威脅下，義大利政府遲遲不願核發入境許可證。於是秘神父私下透過義大利的靈醫會多方奔走，加上兄長的協助，才讓各地區的議員們了解實情，以民意壓過政府的畏懼，才讓義大利政府答應讓蘭陽舞蹈團能進行巡迴公演。

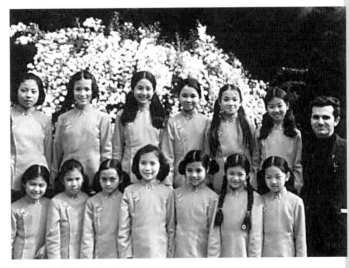

「第一場在義大利的表演，你知道觀眾有幾個人嗎？答案是三十二人。」他們都是老師，欣賞後曾說這麼好的舞蹈表演，不容錯過。經過當地媒體的報導及觀眾口耳相傳，三個月巡迴表演期間，一天一到兩場的演

● 1974年第一次出國表演的團隊成員。

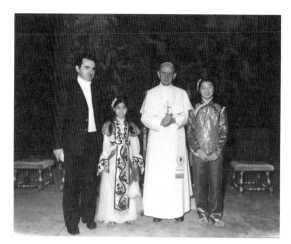

● 保祿六世於1975年接見秘神父及團員。

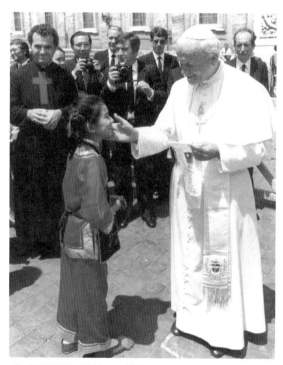

● 若望保祿二世於1983接見秘神父與團員。

出，相當的成功。秘神父甚至帶著蘭陽舞蹈團，回到少年時期的家鄉，曾經唱過聖歌的教堂表演，並且邀請哥哥、弟弟及親友們前來欣賞。

秘神父回想當年巡迴公演時，每到一個地方，警察一定會站滿表演會場周圍。但是，小朋友以曼妙的舞姿，攫取所有觀眾的眼光，在激情高喊「安可」聲中，讓這次坎坷多舛的公演行程，成了所有團員心中永遠難以忘懷的溫馨回憶。這象徵的不僅是蘭陽舞蹈團踏出國際舞台第一步，也為中華民國的文化外交，締造了一次非常成功的先例。

蘭陽舞蹈團在隔年，第二度出國公演。1979年以歐洲各國為訪問演出重點，前後共八十餘場，接著

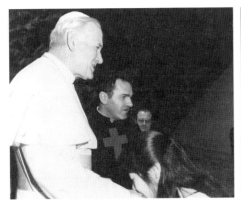

● 若望保祿二世1984年接見秘神父。

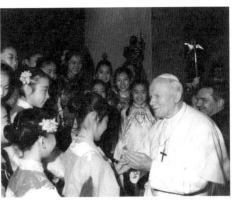

● 若望保祿二世1994年接見秘神父及團員。

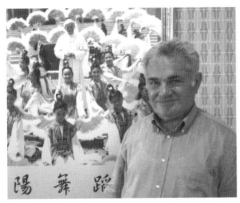

● 秘神父帶領團員於若望保祿二世面前獻藝。

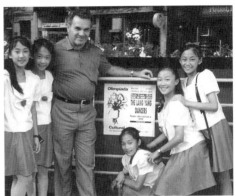

● 秘神父1992年與團員攝於巴塞隆納表演海報前。

是美國及中南美洲。1987年,更代表參加美國行憲二百週年的慶典活動、1988年首次在中華民國的國家劇院演出、1989年前往西班牙馬洛卡市,參加第三屆世界民族舞蹈大賽,榮獲「最受大眾歡迎獎」。二年後,再赴西班牙參加第四屆世界民族舞蹈大賽,在參賽的三十一個國家、五十六支團隊中,榮獲世界第三名。

義大利的媒體 GIORNALE 報，曾以「一顰一笑、一舉手一投足，小舞者們頗有大明星的架勢」來描述蘭陽舞蹈團的表演。德國 LIPPSTALT報也曾寫下：「舞動中色彩歡愉，充滿詩意的東方圖案。」

蘭陽舞蹈團一趟趟的出國公演，都在經費不寬裕之下成行，除了秘神父之外，只能請一位隨團幫忙的阿姨。他們二人要照料所有小團員生活起居與安全，揹負的壓力相當沈重。不過在團員歡愉與成功演出的背後，秘神父揚起的笑意中，更有如釋負重般的輕鬆。

1989年，秘神父獲頒「國際傳播獎」。以宣揚福音為終身志業的秘神父，也許並不懂所謂國際傳播，但他所做的，只是將一個古老東方民族既有的舞蹈、樂聲呈現在世人面前，同時透過蘭陽舞蹈團一個個天真的小舞者曼妙身影、鮮亮服飾，巡迴世界各國，散播歡樂與愉悅，傳達來自台灣的熱情與純真訊息。

■ 籌畫運作加入國際民俗藝術節協會
催生宜蘭國際童玩節

推展民俗舞蹈三十多年之後，秘神父一直希望台灣的民俗文化，能展現在世界的舞蹈台上。他多次帶團到世界各國巡迴表演後，最大的願望就是希望台灣能加入CIOFF國際民俗藝術節協會。

國際民俗藝術節協會（CIOFF）是聯合國教科文組織下，專為保護世界民族、民俗的組織，台灣未具聯合國會員資格，所以難以參加。1990年，秘神父帶領蘭陽舞蹈團在波蘭演出時，遇到擁有CIOFF

代表資格的波蘭文化界人士凱米洛先生。凱米洛私下建議他，由於台灣在外交上受到打壓，且非聯合國會員國，因此最好的方式，是秘神父以義大利人的個人身分，參加當年在加拿大舉辦的CIOFF世界會議。

　　當時秘神父在會議中受到反對和排擠，而他堅認，這種不合理的反應顯然對台灣既不公平，也不合理。事後他再向CIOFF會長反映，強調CIOFF宗旨是在幫助全世界各地區發展民族文化，非但不可以排斥台灣，更應該要歡迎台灣。

　　秘神父利用1991年至1994年三年多的時間，不斷和CIOFF其他會員國的代表交朋友。1994年，CIOFF在馬來西亞的年會上，由於中國大陸未派員與會，在秘神父的運作下，所有參與的其他會員國一致通

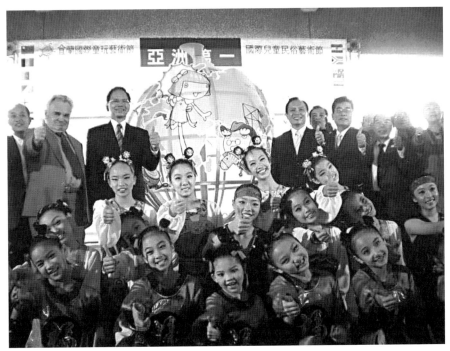

● 宜蘭國際童玩藝術節（後排左二為秘神父）。

過讓台灣入會，於是「中華民俗藝術節協會」遂得以成立，並開始運作，也為宜蘭國際童玩藝術節的舉行，埋下美麗的伏筆。

「如果沒有秘克琳神父，可能沒有宜蘭國際童玩藝術節！」這樣看法，是曾參與宜蘭國際童玩藝術節籌劃人士的共同意見。秘神父聽聞後，非但絲毫不居功，還以他的口頭禪「我雖然是外國人，但我是來幫忙台灣的。」回答別人對他的讚許。

1996年，宜蘭國際童玩藝術節首度舉辦。秘神父在1995年即向宜蘭縣政府提議，應在開蘭二百年時舉辦童玩藝術節，以打開國際視野，讓宜蘭走向國際舞台。這個提議，獲得當時游錫堃縣長的同意，第一屆宜蘭國際童玩藝術節終於開辦。第一屆宜蘭國際童玩藝術節，幾乎所有前來參與表演的外國團隊，都是透過秘神父的交情邀請而來，往後的國際童玩藝術節，他也大多從旁協助。

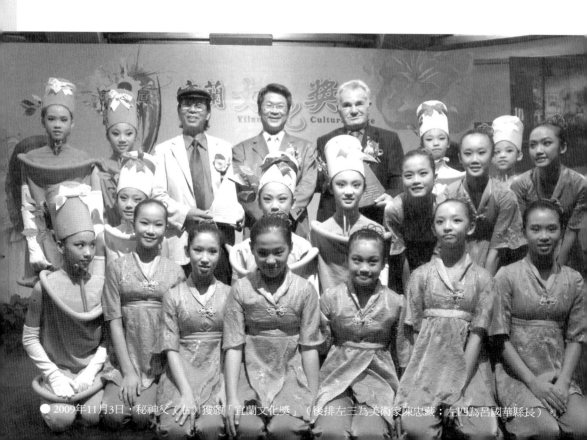

● 2009年11月3日，秘神父（右）獲頒「宜蘭文化獎」（後排左三為美術家陳忠藏；左四為呂國華縣長）。

推廣蘭陽文化不遺餘力
屢獲獎項肯定

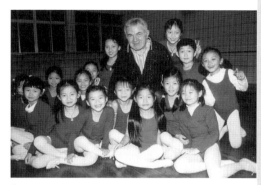

● 秘神父與學舞的小團員。

　　1990年代中期，蘭陽舞蹈團的風格轉向歷史與人文探索，除了投入中國五十六支少數民族的舞蹈研究，並兼融台灣民俗文化與鄉土素材。近年來，更以既有民族舞蹈型態詮釋台灣鄉土文學，將鄉土之美與本土文化融入舞蹈中。

　　1995年，中華民國資深青商總會舉辦「中華文化藝術薪傳獎」選拔，十四位獲獎者中，「民族舞蹈獎」的得獎人竟是一位外國人，而且是一位不會跳民族舞蹈的外國人，他即是一手創辦蘭陽舞蹈團的秘神父。

　　2009年11月3日，秘神父獲頒「宜蘭文化獎」，以表彰其長年發揚藝術文化，推展蘭陽舞蹈藝術教育，促進國際文化交流的精神。他的獲獎，不但說明他的努力與付出，更顯示他對這塊土地和對文化藝術的熱愛。

籌設蘭陽國際舞蹈藝術學院
散播藝術種子

　　經過秘神父長年努力耕耘，蘭陽舞蹈團如今已成為常態性、全國性的表演團體。就像一個大家庭般，一些曾受培植、學而有成的舞

者，會在舞藝逐漸成熟後，又回到團裡服務，以協助蘭陽舞蹈團走向更精緻、更具蘭陽特色的風格。

秘神父不但衷心期望未來台灣每個角落，都能感受到藝術的種子正在遠播、傳遞，更以蘭陽舞蹈團為基礎，籌設成立蘭陽藝術學院。如果蘭陽藝術學院能夠順利成立，他希望小學進入學院研習藝術的學子，可以一直讀到博士畢業，求學期間，不必因為受到升學主義的羈絆，而影響學習。

就如同三十多年來，秘神父推動成立蘭陽青年會一般，可能會面臨反對聲浪，也可能會有財源短缺的困窘。但是，正如同今天的蘭陽青年會、蘭陽舞蹈團一樣，不但走了過來，也受到社會的讚揚與肯定，更發揮了陶冶青少年藝術氣質的目的。相信未來的蘭陽藝術學院的建校，一定也是困難重重，但只要有心去做，就會有成功的一天。

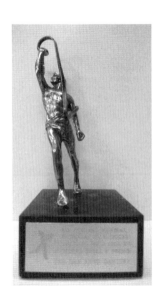

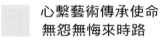 **心繫藝術傳承使命**
無怨無悔來時路

2011年4月間，距1990年勇奪世界第三名後，蘭陽舞蹈團睽違二十一年後，再度參加西班牙舉辦的「第十四屆世界民族舞蹈藝術節暨世界民族舞蹈大賽（XIV world folkdance festival & International

● 2011西班牙世界民族舞蹈比賽獎座。

Competition），並且榮獲得舞蹈類第二名。蘭陽舞蹈團在民族舞蹈大賽中，以舞碼「竹」參加競賽，舞蹈中融合國樂經典名曲、傳統武功身韻技巧、現代簡約舞蹈風格，充分代表蘭陽舞蹈團從傳統中創新精神，專業與細緻的表現。

同時與來自世界各地最優秀的業餘藝術團體，透過遊行、戶外串演、劇場公演等各種表演形式進行交流，並在四大廣場，輪流演出經典的「孔雀林」、「搶孤」、「春之華」、「吱吱喳喳」、「擂鼓振軍威」、「山地舞」、「連廂」等七部舞碼，為各國觀光客及當地居民，呈現台灣豐富的傳統舞蹈藝術，也讓台灣舞蹈藝術之美，再次在世界舞台上閃亮發光。

回顧一路走來的艱辛，秘神父展現迷人的笑容說：「如果人生能重來，他還是會無怨無悔的選擇走同樣的一條路。」而蘭陽舞蹈團自從1974年起，首度到義大利演出至今，出國巡迴公演的舞跡，已遍佈歐、美、亞及中國大陸等地三十餘國，每場演出都為台灣贏得無數的掌聲與讚譽。一提到蘭陽舞蹈團，大家都會想到創辦人秘神父，一位放棄成為醫生的靈醫會神父，他眼光獨具的為青少年開創無限希望的天空，也為個人寫下輝煌的紀錄。

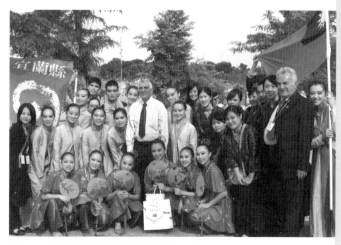

● 2011西班牙世界民族舞蹈比賽第二名。

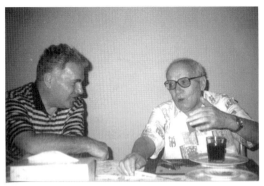

● 秘神父（左）與潘志仁神父合影。

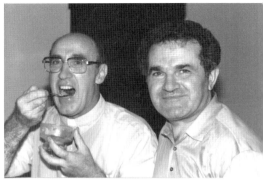

● 秘神父（右）與謝樂庭神父合影。

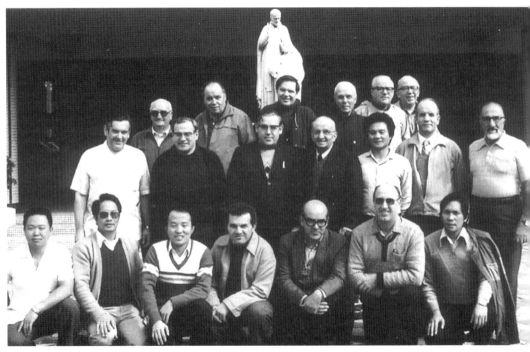

● 與靈醫會會士大家庭合影（前排左四為秘神父）。

秘克琳神父大事紀

1935年7月7日	出生在義大利北部的波隆納（Bologna）。
1963年	晉升為神父。
1964年8月	抵達羅東。
1966年	在羅東北成天主堂，成立了「天主教羅東青年育樂中心」，同年並創辦「蘭陽舞蹈團」。
1972年	「財團法人天主教蘭陽青年會」正式成立。
1974年	首度率領蘭陽舞蹈團到義大利巡迴演出。
1989年	帶領蘭陽舞蹈團前往西班牙，參加第三屆世界民族舞蹈大賽，榮獲「最受大眾歡迎獎」。
1991年	再赴西班牙參加第四屆世界民族舞蹈大賽，榮獲世界第三名。
1994年	加入國際民俗藝術節協會（CIOFF），成立「中華民俗藝術節協會」。
1995年	成為「中華文化藝術薪傳獎」中「民族舞蹈獎」的得獎人。
1996年	首度開辦宜蘭國際童玩藝術節，由秘神父催生。
2009年11月3日	秘神父獲頒「宜蘭文化獎」。
2011年4月	參加西班牙舉辦的「第14屆世界民族舞蹈藝術節暨世界民族舞蹈大賽，榮獲得舞蹈類第二名。

天主教靈醫會的奉獻精神

靈醫會來台已將近60年，要從頭細數他們奉獻的足跡，無法言盡，不過可以歸納出以下七大重要貢獻：

一、聞聲救苦、任勞任怨

會士們並非躲在「白色巨塔」裡的白袍貴族，除了醫療之外，他們心裏都非常明白貧病交迫的痛苦，醫病救苦之外，也常要救窮。他們不只協助窮苦的人民就醫，不收分文，發現家境困難者，甚至會為其募款、捐助，甚或安排就業等。

為了醫治貧民，聖母醫院還附設特別門診「貧民施醫所」，讓貧民生病之後，不會因為沒錢而不敢就醫，是當時窮人就醫的燈塔。此外，醫院四、五十年前就已設立了二十張所謂的「義床」，就是提供給無法支付龐大醫療費用的貧病患者專用，成為人間最溫暖的地方。

他們為了添購設備、擴建醫院，甚至創設護理學校，還要不遠千里，到世界各國募款。甚至將募來的款項，用來建設地方，幫助老百姓自力更生，改善生活環境。

二、山地巡迴醫療，不放棄偏遠病患

靈醫會初抵羅東時，見到山地鄉原住民生病，即使病危，仍得靠鄉人用竹子綁成的粗陋擔架，翻山、越嶺、涉溪，才能將病患送下山來求醫，十分不忍。會士們開始主動上山行醫，從寒溪、松羅到四季、南山，宜蘭縣境內的原住民部落，無論如何偏遠，都可以發現靈

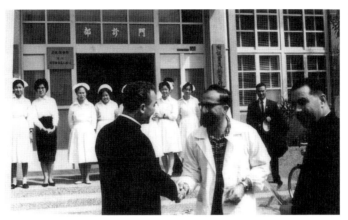

●附設貧民施醫所（前排中為何義士修士在貧民施醫所前接待外賓）。

醫會行醫的足跡。每個村落都有設立天主堂，成為提供信仰、醫病與愛心救助的中心。

　　近十年來則承接衛生署山地巡迴醫療計畫，在大同鄉與南澳鄉，進行全年無休的山地巡迴醫療，引進專科看診、夜間急診、精神科巡診、復健站，落實數十年以來守護原住民健康的承諾。

三、尊重生命，為人所不為

　　靈醫會在中國雲南的醫療行腳，就是從照顧人人避之為恐不及的癩瘋病人開始，來到台灣之後，也是如此。早年結核病人，除了承受身體病痛的煎熬之外，還要遭到社會與親友的排斥。會士們選擇遠離塵囂的僻靜角落，在丸山建造台灣第一所結核病的療養院，收容這些為社會所排拒的病患。即使面對高傳染風險的病患，他們也都不戴口罩或穿隔離衣，深怕刺傷這些無處可去的病患的心。

如今，結核病已成為可醫治的疾病，丸山安養院則轉型為照顧無法自理生活的重症病患或老人，繼續守護這些家人無法照料的病人們，用最充足的愛心，帶給他們生命的尊嚴與希望。

四、積極照護與教育弱勢者

靈醫會對弱勢者的照護，不遺餘力。聖嘉民啟智中心最多曾收容兩百位腦性麻痺與啟智兒童，不只提供醫療與復健，更設計活動、教材與教具，以增進學員認知、動作、語言及社交功能，並提升自理生活能力，甚至引進職業訓練，教他們洗車、烹飪。惠民復健中心的神父，針對肢體殘障者，除了提供復健之外，也協助家人難以照料的肢體殘障患者，提供更多教育與訓練，讓他們勇敢向前，訓練獨立生活的能力，重新回歸社會的正常軌道。

五、培養醫護專才，造福鄉里

早在1964年，靈醫會就設立聖母護校，不僅為醫療界教育出眾多優秀的護理人員，也為宜蘭農業縣創造出無數的就業機會。為了進一步提供更多醫療相關技術水準，於2005年升格為聖母專校，引進更多元的師資，提供更多的科系選擇，年年滿招，為台灣的醫療教育扎根。

六、引進科技、設備與新的醫療技術

從內科大樓、外科大樓、重症（范鳳龍紀念）大樓逐步的完成，羅東聖母醫院一步步地引進新的醫療技術與設備，包括心導管室、光

子刀、最新的電腦斷層與核磁共振攝影、乳房攝影，甚至成立宜蘭唯一的兒童發展聯合評估中心、自閉症早期療育中心。

七、社區服務，全人照護

羅東聖母醫院除了提供醫院模式的醫療、山地巡迴醫療之外，還會進入一般社區，提醒婦女接受乳房健檢、子宮頸抹片，也為社區民眾與機關學校進行癌症篩檢、健康檢查，為重病老人提供居家護理，甚至為垂死病人進行居家安寧療護。此外，還有為獨居老人送餐服務，並提供獨居老人健康監測服務，這所有的努力，都是為了提供全方位的人性化、社區化醫療，建立全人照護的新典範。

期盼未來

　　宜蘭縣政府的統計數據顯示宜蘭縣人口中，大於65歲者約佔總人口的 13％，相對全國則只有10.4％。此外，2008年台灣人口的出生率為1.06％，是亞洲最低的國家之一，且還在快速地降低當中，這將進一步使高齡化人口的比率激增，將使得老人醫療服務與長期照護的質與量無法跟上人口老化比率，這絕對是未來台灣必須面對的嚴峻課題。

　　高齡化社會所導致的問題很多，特別是老年人的醫療及安養問題。此外，在心理靈性層面，面對健康的退化，社會、家庭功能的衰退，可能伴隨而來的不安全感導致種種的精神疾病，包括失智症、憂鬱症、精神病等，這些，都是高齡化社會所面臨的潛在問題。

　　這是一個越來越嚴重的嚴肅課題，也因此，老人醫療與長期照護便隨著時代的需要而漸漸受到重視，發展老人醫療的目的，無非就是希望老年人仍享有一般水準的健康狀況，以及身、心、靈和家庭的平衡。

　　現存的靈醫會會士們，也是老化的一群，但感情甚好，持續不斷地藉聚會來互相鼓勵。

建構完整的老人健康照護網

　　如何迎接高齡化社會所帶來的醫療與照護的衝擊，加上台灣即將開辦長期照護健康保險，會將現有健保對於長期及老人照護的給付方

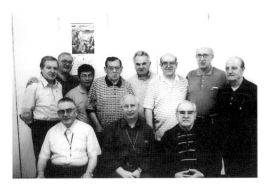
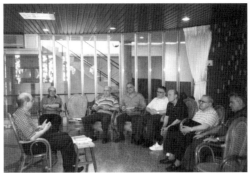

● 現存的靈醫會會士們，也是老化的一群，但感情甚好，持續不斷地藉聚會來互相鼓勵。

式抽離出來，未來醫院必須提供完整的配套服務，才能得到應有的給付。羅東聖母醫院在此關鍵時刻，提出建構完整的老人醫療與長期照護網，除了因應未來健保制度的改變，也希望憑藉醫院過去豐富的醫療與社區服務的經驗，建立一個善待老人的服務典範。

要提供完整的老人醫療，必須規劃整合式老人門診、針對老人設計的專用病房，隨著病程的推展，規劃後續的護理之家、呼吸照護病房，最後照護階段則為安寧病房。針對失智症老人，則須特別規劃失智症老人專用病房、日間照護中心等。

至於社區的老人長期照護，則必須規劃完整的服務網，從獨居老人送餐與居家服務，監測老人健康需求的「生命連線」系統，到居家照護、居家安寧照護，還有日間托護及老人安養院體系等。

如何將醫院模式的老人醫療，與社區模式的長期照護緊密地結合在一起，建立綿密的老人健康照護網，是羅東聖母醫院現階段最迫切需要發展的領域。

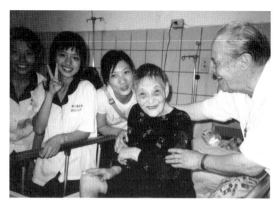

● 柏修士照顧的老人笑臉迎人。

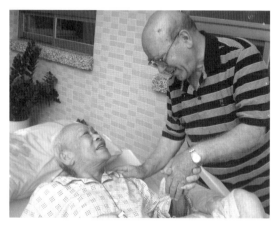

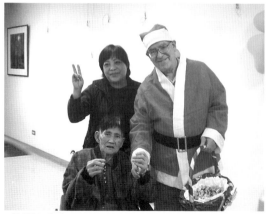

● 關心老人。

給老人安心看病的好所在

　　天主教靈醫會，在台灣這塊可愛的土地上，已經犧牲奉獻將近六十年了。六十歲對一個人來說，也要臨界老人的年紀了。因此，我們也特別關心週遭的老人們。他們自年輕時起，也是極盡所能地將自己奉獻給這個社會，等到他們老了、生病了，他們是否能得到最好的照顧？

　　跟隨靈醫會的腳步，從年輕時就來到台灣服務的神職人員們，包括創下世界奇蹟的范鳳龍醫師、像聖誕老公公般服務近四十五年的馬仁光修士、創立享譽國際的蘭陽舞蹈團的秘克琳神父、長期照護弱勢全體的呂若瑟及謝樂廷神父，還有許許多多默默為這塊土地犧牲奉獻的修女與修士們，他們千里迢迢來到羅東，為天主工作，守護蘭陽鄉親的健康，一直到他們老了、病了、死了，就埋骨在這裡，成為

台灣人最美好的典範。

　　他們對台灣的貢獻，除了極盡所能地照顧百姓的健康與生活，也帶來一種特有的宗教文化氣息，那就是「無私無我、犧牲奉獻的精神」。他們都有自己的家庭與親族，也有自己的熱情與夢想，但是他們卻選擇放棄個人的享受，全心全力來照顧離他們家鄉有千萬里遠的台灣百姓。

　　這種種令人感動的精神，是台灣人最需要學習的典範。眼科陳五福院長曾在二十年前表示：「四十年前，宜蘭貧窮且缺乏醫療資源，

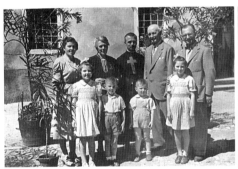

● 華德露神父與家人合影 。

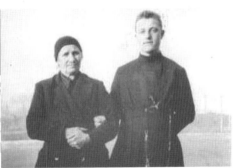

● 年輕的柏德琳修士與母親。

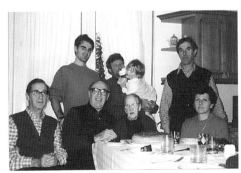

● 1999年謝樂廷神父家庭聚會，慶祝母親99歲生日。

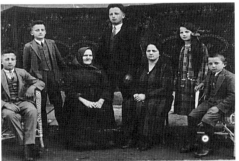

● 范鳳龍醫師（左一）與家人的照片。

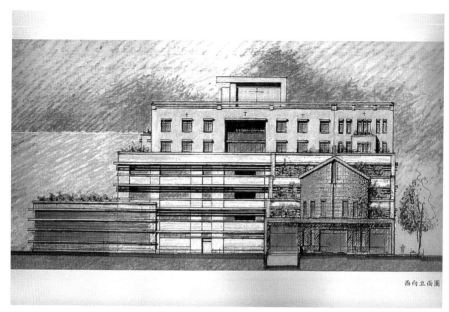

● 老人醫療大樓草圖。

一群不認識我們的外國人來到宜蘭，用醫療治我們肉體的病痛，用愛心與信仰安慰我們心靈的空虛。四十年來，宜蘭富裕了，醫療進步了，但卻仍沒有足夠的愛心和信仰。」如今聽來，依然令人慚愧。我們應該學習他們這種熱心助人的典範，總是希望能付出比自己所願意的多一些，這也是羅東聖母醫院所有工作同仁六十年來共同努力的目標。

靈醫會會士們是不領薪水的，所有醫院的盈餘，全部都用在社會福利的支屬機構上，左手進、右手出，是非常徹底的非營利機構。加上健保制度日益嚴苛，對這樣單純、競爭力不高的醫院來說，要達成

盈餘的目標，誠屬不易。在早期，靈醫會所有的建院、醫療、藥物、設備經費，都是透過國際募款所得來，隨著台灣逐漸步入已開發國家之列，這些海外捐款早已結束。無論范鳳龍紀念大樓、聖母專校、聖嘉民啟智中心、聖嘉民長期照護中心，都是集合台灣人自己的力量，透過捐款來蓋成的。

　　如今，另一個新的目標已然形成，「建構完整的老人健康照護網」，同樣需要你我伸出愛心的雙手，共同來完成另一個美麗的藍圖，一起來守護蘭陽老人的健康與心靈。

羅東聖母醫院大事紀

1550年	靈醫會會祖聖嘉民誕生於義大利中部。
1586年	靈醫會蒙教宗「試斯篤第五」批准成立。
1946年	首批靈醫會會士華德露、羅德信、潘志仁神父及張明智、高安修士等動身至中國雲南，6月3日設立院會。
1952年2月	靈醫會會士華德露神父等因大陸變色，離開中國。
1955年	安惠民神父就任第二任院長建外科大樓，病床增至一百多床。
1957年5月20日	梵蒂岡教廷駐華公使黎培理主持馬公「惠民醫院」開幕。
1959年	聖母分院（療養院）在冬山鄉丸山村成立。
1961年	內科大樓擴建、加蓋工程完成。
1964年	聖母護理學校落成招生，並著手整體規劃醫療大樓興建。
1965年	達神家神父任第三任院長。
1967年	聖母療養院增建完成。
1971年	羅德信神父任第四任院長。
1977年	呂道南神父任第五任院長。

1987年	成立聖嘉民啟智中心。
1990年10月11日	「大醫師」范鳳龍醫師辭世。
1991年	何義士修士獲第一屆醫療奉獻獎。
1993年	二結惠民殘障服務中心成立。
1995年	呂道南院長獲第五屆醫療奉獻獎。
1998年	著手籌建重症大樓,范鳳龍大醫師獲第八屆醫療奉獻獎。
1999年	馬仁光修士獲第九屆醫療奉獻獎。
2000年	柏德琳修士獲第十屆醫療奉獻獎。
2001年	李智神父獲第十一屆醫療奉獻獎。 楊家門神父接任第六任院長。
2002年4月28日	天主教靈醫會獲第十二屆醫療奉獻獎團體獎。
2004年	傅立吉神父獲第十四屆醫療奉獻獎。 李智神父任第七屆院長。
2006年	高國卿神父獲第十六屆醫療奉獻獎。 呂鴻基教授任第八屆院長。
2007年	范鳳龍紀念大樓（重症醫療大樓）落成啟用。
2009年10月	陳永興醫師任第九屆院長，積極籌建「老人醫療大樓」。
2010年3月27日	馬仁光修士辭世。

正港愛台灣的一群人

文／葉雅馨（董氏基金會心理衛生組主任暨大家健康雜誌總編輯）

　　10年（2001年）前，董氏基金會在高雄欲成立南部辦公室時，那時擔任高雄市衛生局長的陳永興大力協助，積極促成基金會能夠到南部服務更多民眾的美事。精神科醫師出身的他，後來也是基金會心理衛生組在工作上最佳的諮詢顧問之一。

　　曾經在7年（2004年）前的一次《大家健康》雜誌封面人物訪談中，我們聊到「夢想」的話題，那時他語氣堅定地說：「我當然仍有夢！」在場的任何人都可讀出，他想要為理想奉獻的那股執著。

　　去年（2010年）11月，我們參與他在東門教會舉辦的新書發表會暨感恩禮拜，在致詞中，他感性地說道，出書是想對過去的種種，做一個交代及告別。他說：「人生60以後已經進入最後階段，就是追尋生命意義、邁向死亡的階段。在這時期開始感受到死亡的必將來臨，開始思考這一生活著為了什麼？剩下不多的日子想做什麼？」

　　他也的確向自己60歲以前的種種告別，不同以往的社會、政治、醫療體系，公僕的角色，他選擇為信仰、為天主服務，到宜蘭羅東聖母醫院任職。就在他的新書發表後不久，11月底，我們到宜蘭羅東聖母醫院採訪他。那天，他帶我們彷彿走入羅東聖母醫院的時光隧道裡，敘說

這家醫院動人、奉獻、傳愛的故事。

訪談中，聊到他與羅東聖母醫院的淵源，是在有一次參訪羅東聖母醫院時，無意間看到一張照片，畫面是幾十年間來台服務的異國已故神父的墓園，照片中每個墓穴各自安葬一位神父，唯獨最旁邊空了一個空位出來。他心裡快速閃過一個念頭：「也許，那個位置就是在等我吧！」我發現8年（2003年）前，那份在他心裡想要實踐的夢想，此刻又出現。

他說：當年那些義大利神父們，不辭辛勞飛越半個地球來到台灣服務，晃眼40、50年過去，最後甚至埋骨於此也在所不惜，而他不過從高雄到羅東，又算什麼遠呢？「只要心中有所感動，就算是到非洲也不覺得遠啊！」

今年（2011年）初，我們非常想為他在籌建老人專屬醫療大樓的事上，盡些棉薄之力，也有幾次討論，決定用文字出版書的方式，讓更多人看見、認同與響應。7月，陸續收到這12個讓陳永興院長感動的故事初稿與許多陳舊泛黃的歷史照片，開始著手編輯，希望分享這份感動。

這12個外國人，無私奉獻在台灣這塊土地的異鄉人，分別是：將一生美好時光都留給病人，生前完成8萬多件外科手術的范鳳龍醫師；對病人體貼，比台灣人更像台灣人的馬仁光修士；寧願到偏遠地區服務病人的前馬公惠民醫院院長何義士修士；到生命的最後一刻仍照顧著病人，創辦台灣第一所天主教護校的安惠民神父；把自己服務的地方，都視為家鄉看待的呂道南神父；一生繫念在啟智教育，創辦聖嘉民啟智中

心的呂若瑟神父；為殘障弱勢服務，創辦惠民殘障服務中心的謝樂廷神父；守護貧苦病人超過半世紀的柏德琳修士；雖然身形高大，但病人形容他有顆慈母心，像母親般呵護病人的高安修士；為台灣山友打造安全避難山屋的巴瑞士修士；協助聖母護校升格為護專的傅立吉神父；將蘭陽民俗藝術推向世界的蘭陽舞蹈團創辦人秘克琳神父。

看到初稿，12位人物都值得單獨立傳出版，但是為了彙集成一冊，讓讀者更容易閱讀，我們在文字上有了取捨，從幾萬字的故事，精簡為7000多字左右，不足的地方，盡量用圖片及圖說示意，同時在每篇文末亦附上大事紀。

12個異鄉人與台灣的結識，有著相同的淵源，就是與天主教靈醫會、羅東聖母醫院有關，所以，書一開始，我們特別介紹了這個「無私無我、犧牲奉獻的精神」團體，書末也整理了羅東聖母醫院的期許與展望。

初稿原來的書名寫著「12位靈醫會會士的醫療傳奇」，的確這12位異鄉人像個傳奇，甚至如推薦序中門諾醫院總執行長黃勝雄所述，他們是傳愛的絕響，所留下的精神，除了感動也值得我們學習，甚至似乎他們比許多口說愛台灣的人還更扎實的愛台灣。

現在宜蘭羅東聖母醫院就傳承這樣的精神，守護著台灣後山。接下重擔的陳永興院長積極籌備在聖母醫院成立老人專屬的醫療大樓，希望有適合的硬體設備，提升老人家的醫療品質。這個計畫憑藉著他的熱誠、想望與行動力，我們知道一定會達成。

董氏基金會特別趕在聖誕節前夕，完成《12位異鄉人，傳愛到台灣的故事》之所有編輯印刷工作，讓它溫馨出版。曾有一次，陳永興院長對慈濟醫學院學生演講時說：「能做別人所不想做，但自己覺得最重要的事，就是我們台灣目前最需要的人。」正可為本書的精神做最後的註解。

悅讀心靈系列

憂鬱症一定會好

定價／220元　作者／稅所弘
譯者／林顯宗

憂鬱症是未來社會很普遍的心
理疾病，但國人對此疾病的認
知有限，因此常常錯過或誤解
治療的效果。其實只要接受適
當治療，憂鬱症可完全治癒。本書作者根據身心
合一的理論，提出四大克服憂鬱症的方式。透過
本書的介紹、說明，「憂鬱症會不會好」將不再
是疑問！

不再憂鬱─從改變想法開始

定價／250元　作者／大野裕
譯者／林顯宗

被憂鬱纏繞時，是否只看見無
色彩的世界？做不了任何事，
覺得沒有存在的價值？讓自己
不再憂鬱，找回活力生活，是可以選擇的！本書
詳載如何以行動來改變觀點與思考，使見解符合
客觀事實，不被憂鬱影響。努力自我實踐就會了
解，改變─原來並不困難！

憂鬱症百問

定價／180元　作者／董氏基金會
心理健康促進諮詢委員（胡維恆、
黃國彥、林顯宗、游文治、林家
興、張本聖、林亮吟、吳佑佑、詹
佳真）

憂鬱症與愛滋、癌症並列為廿
一世紀三大疾病，許多人卻對
它懷有恐懼、甚至感覺陌生，心中有很多疑問，
不知道怎麼找答案。《憂鬱症百問》中蒐集了一
百題憂鬱症的相關問題，由董氏基金會心理健康
促進諮詢委員審核回答。書中提供的豐富資訊，
將幫助每個對憂鬱情緒或憂鬱症有困擾的人，徹
底解開心結，坦然看待憂鬱症！

少女翠兒的憂鬱之旅

定價／300
作者／Tracy Thompson
譯者／周昌葉

「它不是一個精神病患的自
傳，而是我活過來的歲月記
錄。」誠如作者翠西湯普森
（本書稱為翠兒）所言，她是一位罹患憂鬱症
的華盛頓郵報記者，以一個媒體人的客觀觀點，
重新定位這個疾病與經歷　「經過這些歲月的今
天，我覺得『猛獸』和我，或許已是人生中的夥
伴」。文中，鮮活地描述她如何面對愛情、家
庭、家中的孩子、失戀及這當中如影隨形的憂鬱
症。

放輕鬆

定價／230元　策劃／詹佳真
協同策劃／林家興

忙碌緊張的生活型態下，現代
人往往都忘了放輕鬆的真正感
覺，也不知道在重重壓力下，
怎麼讓自己達到放鬆的境界。
《放輕鬆》有聲書提供文字及有音樂背景引導之
CD，介紹腹式呼吸、漸進式放鬆及想像式放鬆
等放鬆方法，每個人每天只要花一點點時間練
習，就可以坦然處理壓力反應、體會真正的放
鬆！

征服心中的野獸─我與憂鬱症

定價／250元　作者／Cait Irwin
譯者／李開敏　協同翻譯／李自強

本書作者凱特‧愛爾溫13歲時
開始和憂鬱症糾纏，甚至到無
法招架和考慮自殺的地步。幸
好她把自己的狀況告訴母親，並住進醫院。之後
凱特開始用充滿創意的圖文日記，準確地記述她
的憂鬱症病史，她分享了：如何開始和憂鬱症作
戰，住院、尋求治療、找到合適的藥，終於爬出
死蔭幽谷，找回健康。對仍在憂鬱症裡沉浮不定
的朋友，這本充滿能量的書，分享了一個的重要
訊息：痛苦終有出口！

悅讀心靈系列

說是憂鬱，太輕鬆
定價／200元　作者／蔡香蘋
心理分析／林家興

憂鬱症，將個體生理、心理、靈性全牽扯在內的疾病，背叛人類趨生避死、離苦求樂的本能。患者總是問：為什麼是我？陪伴者也問：我該怎麼幫助他？本書描述八個憂鬱症康復者的生命經驗，加上完整深刻的心理分析，閱讀中就隨之經歷種種憂鬱的掙扎、失去與獲得。聆聽每個康復者迴盪在心靈深處的聲音，漸漸解開心裡的迷惑。

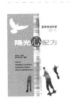

陽光心配方—憂鬱情緒紓解教案教本
工本費／150元　策劃／葉金川
編著／董氏基金會

國內第一本針對憂鬱情緒與憂鬱症推出的教案教本。教本設計的課程以三節課為教學基本單位，課程設計方式以認知活動教學、個案教學、小團體帶領為主要導向，這些教案的執行可以讓青少年瞭解憂鬱情緒對身心的影響，進而關心自己家人與朋友的心理健康，學習懂得適時的覺察與調整自己的情緒，培養紓解壓力的能力。

生命的內在遊戲
定價／220元　作者／Gillian Butler；Tony Hope　譯者／俞筱鈞

情緒低潮是生活不快樂和降低工作效率的主因。本書使用淺顯的文字，以具體的步驟，提供各種心理與生活問題解決的建議。告訴你如何透過心靈管理，處理壞情緒，發展想要的各種關係，自在地過你想過的生活。

傾聽身體的聲音—放輕鬆 (VCD)
定價／320元　策劃／劉美珠
協同策劃／林大豐

人際關係的複雜與日增的壓力，很容易造成我們身體的疼痛及身心失調。本書引導我們回到身體的根本，以身體動作的探索為手段，進行身與心的對話，學習放鬆和加強身心的適應能力。隨著身體的感動與節奏，自在地展現。你會發現，原來可以在身體的一張一弛中，得到靜心與放鬆！放鬆，沒那麼難。

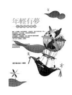

年輕有夢—七年級築夢家
定價／220元　編著／董氏基金會

誰說「七年級生」挫折忍耐度低、沒有夢想、是找不到未來的一群人？到柬埔寨辦一本中文雜誌、成為創意幸福設計師、近乎全聾卻一心想當護士……正是一群「七年級生」的夢想。《年輕有夢》傳達一些青少年的聲音，讓更多年輕朋友們再一次思考未來，激發對生命熱愛的態度。讀者可以從本書重新感受年輕的活力，夢想的多元性！

解憂—憂鬱症百問2
定價／160元　編著／董氏基金會
心理健康促進諮詢委員（胡維恆、黃國彥、游文治、林家興、張本聖、李開敏、李昱、徐西森、吳佑佑、葉雅馨、董旭英、詹佳真）

關於憂鬱症，是一知半解？一無所知？還是一堆疑問？《解憂》蒐集了三年來讀者對《憂鬱症百問》的意見、網路的提問及臨床常見問題，可做為一般民眾認識憂鬱症的參考書籍，進而幫助病人或其親人早日恢復笑容。

我們—畫說生命故事四格漫畫選集
定價／180元
編著／董氏基金會

本書集結很多人用各式各樣的四格漫畫，開朗地畫出對於自殺、自殺防治這種以往傳統社會很忌諱的看

悅讀心靈系列

法。每篇作品都表現了不一樣的創意。在《我們》裡，可以發現到「自己」，也看到生命的無限可能。

我們─畫說生命故事四格漫畫選集 II
定價／180元
編著／董氏基金會

在人生的十字路口，難免有一點徬徨、有一點懷疑、有一點不知所措，不知道追求什麼？想一下，你或許會發現自己的美好！本書蒐集各式各樣四格漫畫作品，分別以不同的觀點和筆觸表現，表達如何增強自我價值與熱情生活的活力。讀者可透過有趣的漫畫創作形式，學習如何尊重與珍惜生命，而這些作品所傳達出的生命力和樂觀態度，將使讀者們被深深感動。

陪他走過─憂鬱青少年與陪伴者的互動故事
定價／200元　編著／董氏基金會
心理健康促進諮詢委員

憂鬱症，讓青少年失去青春期該有的活潑氣息，哀傷、不快樂、易怒的情緒取代了臉上的笑容，他們身旁的家人、師長、同學總是問：他怎麼了？而我該怎麼陪伴、幫助他？《陪他走過》本書描述十個憂鬱青少年與陪伴者的互動故事，文中鮮活的描述主角與家長、老師共同努力掙脫憂鬱症的經歷，文末並提供懇切與專業的解析與建議。透過閱讀，走入憂鬱症患者與陪伴者的心境，將了解陪伴不再是難事。

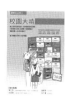

校園天晴─憂鬱症百問3
定價／200元　編著／董氏基金會
心理健康促進諮詢委員

書中除了蒐集網友對憂鬱症的症狀、治療及康復過程中可能遇到的狀況與疑慮之外，特別收錄網路上青少年及大學生最

常遇到引發憂鬱情緒的困擾與問題，透過專業人員的解答，提供讀者找到面對困境與挫折的因應方法，也從中了解憂鬱青、少年的樣貌，從旁協助他們走出憂鬱的天空。

心靈即時通
定價／200元　編著／董氏基金會
心理健康促進諮詢委員

書中內容包括憂鬱症症狀與治療方法的介紹、提供多元的情緒紓解技巧，以及分享如何陪伴孩子或他人走過情緒低潮。各篇文章篇幅簡短，多先以案例呈現民眾一般會遇到的心理困擾或困境，再提供具體建議分析。讓讀者能更深入認識憂鬱症，從中獲知保持心理健康的相關資訊。

憂鬱和信仰
定價／200元　編著／董氏基金會
心理健康促進諮詢委員

本書一開始的導論，讓你了解憂鬱、宗教信仰與精神醫療的關聯，並收錄六個憂鬱症康復者從生病、就醫治療與尋求宗教信仰協助，繼而找到對人生新的體悟，與心的方向的心路歷程。加上專業的探討與分享、精神科醫師與宗教團體代表的對話，告訴你，如何結合宗教信仰與精神醫療和憂鬱共處。

幸福的模樣─農村志工服務＆侍親故事
定價／200元　策劃／葉金川
編著／董氏基金會

有一群人，在冷漠疏離的社會，在農村燃燒熱情專業地服務鄉親，建立「新互助時代」，有一群人，在「養兒防老」即將變成神話的現代，在農村無怨無悔地侍奉公婆、父母，張羅大家庭細瑣的生活，可曾想過「幸福」是什麼？在這一群人的身上，你可以輕易見到幸福的模樣。

保健生活系列

用對方法，關節不痛
定價／250元
總編輯／葉雅馨

你知道生活中哪些傷害關節的動作要避免？如果關節炎纏身，痠痛就要跟定一輩子？本書教你正確保養關節的祕訣，從觀念、飲食、治療到居家照護的方法，圖文並茂呈現，讓你輕鬆了解關節健康，生活零阻礙！

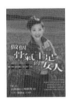

做個骨氣十足的女人 骨質疏鬆全防治
定價／220元　策劃／葉金川
編著／董氏基金會

作者群含括國內各大醫院的醫師，以其對骨質疏鬆症豐富的臨床經驗與醫學研究，期望透過此書的出版，民眾對骨質疏鬆症具有更深入的認識，並將預防的觀念推廣至社會大眾。

做個骨氣十足的女人— 灌鈣健身房
定價／140元　策劃／葉金川
作者／劉復康

依患者體適能狀況及預測骨折傾向量身訂做，根據患者骨質密度及危險因子分成三個類別，訂出運動類型、運動方式、運動強度頻率及每次運動時間，動作步驟有專人示範，易學易懂。

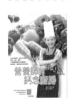

做個骨氣十足的女人— 營養師的鈣念廚房
定價／250元　策劃／葉金川
作者／鄭金寶

詳載各道菜餚的烹飪步驟及所需準備的各式食材，並在文中註名此道菜的含鈣量及其他營養價值。讀者可依口味自行安排餐點，讓您吃得健康的同時，又可享受到美味。

氣喘患者的守護—11位專家與你共同抵禦
定價／260元　策劃／葉金川
審閱／江伯倫

氣喘是可以預防與良好控制的疾病，關鍵在於我們對氣喘的認識多寡，以及日常生活細節的注意與實踐。本書從認識氣喘開始，介紹氣喘的病因、藥物治療與病患的照顧方式，為何老是復發？面臨季節轉換、運動、感染疾病時應有的預防觀念，進一步教導讀者自我照顧與居家、工作的防護原則，強壯呼吸道機能的體能鍛鍊；最後以問答的方式，重整氣喘的各項相關知識，提供氣喘患者具體可行的保健方式。

當更年期遇上青春期
定價／280元　編著／大家健康雜誌　總編輯／葉雅馨

更年期與青春期，有著相對不同的生理變化，兩個世代處於一個屋簷下，不免迸出火花，妳或許會氣孩子不懂妳的心，可是想化解親子代溝，差異卻一直存在……想成為孩子的大朋友？讓孩子聽媽媽的話？想解決更年期惱人身心問題？自在享受更年期，本書告訴妳答案！

男人的定時炸彈—前列腺
定價／220元　策劃／葉金川
作者／蒲永孝

前列腺是男性獨有的神祕器官，之所以被稱為「男人的定時炸彈」，是因為它平常潛伏在骨盆腔深處。年輕時，一般人感覺不到它的存在；但是年老時，又造成相當比例的男性朋友很大的困擾，甚至因前列腺癌，而奪走其寶貴的生命。本書從病患的角度，具體解釋前列腺發炎、前列腺肥大及前列腺癌的症狀與檢測方式，各項疾病的治療方式、藥物使用及副作用的產生，採圖文並茂的編排，讓讀者能一目了然。

公共衛生系列

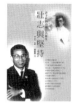

壯志與堅持─許子秋與台灣公共衛生
定價／220元　策劃／葉金川
作者／林靜靜

許子秋，曾任衛生署署長，有人說，他是醫藥衛生界中唯一有資格在死後覆蓋國旗的人。本書詳述他如何為台灣公共衛生界拓荒。

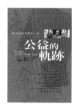

公益的軌跡
定價／260元　策劃／葉金川
作者／張慧中、劉敬姮

記錄董氏基金會創辦人嚴道自大陸到香港、巴西，輾轉來到台灣的歷程，很少人能夠像他有這樣的機會，擁有如此豐富的人生閱歷。他的故事，是一部真正有色彩、有內涵的美麗人生，從平凡之中看見大道理，從一點一滴之中，看見一個把握原則、堅持到底、熱愛生命、關懷社會，真正是「一路走來，始終如一」的勇者。

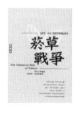

菸草戰爭
定價／250元　策劃／葉金川
作者／林妏純、詹建富

這本書描述台灣菸害防制工作的歷程，並記錄這項工作所有無名英雄的成就，從中美菸酒談判、菸害防制法的通過、菸品健康捐的開徵等。定名「菸草戰爭」，「戰爭」一詞主要是形容在菸害防制過程中的激烈與堅持，雖然戰爭是殘酷的，卻也是不得已的手段，而與其說這是反菸團體與菸商的對決，或是吸菸者心中存在戒菸與否的猶豫掙扎，不如說這本書的戰爭指的是人類面對疾病與健康的選擇。

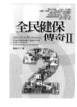

全民健保傳奇II
定價／250元　作者／葉金川

健保從「爹爹（執政的民進黨）不疼，娘親（建立健保的國民黨）不愛，哥哥（衛生署）姐姐（健保局）沒辦法」的艱困坎坷中開始，在許多人努力建構後，它著實照顧了大多數的人。此時健保正面臨轉型，你又是如何看待健保的？「全民健保傳奇II」介紹全民健保的全貌與精神，健保局首任總經理葉金川，以一個關心全民健保未來的角度著眼，從制度的孕育、初生、發展、成長，以及未來等階段，娓娓道出，引導我們再次更深層地思考，共同決定如何讓它繼續經營。

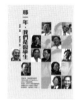

那一年，我們是醫學生
定價／250元　策劃／葉金川

醫師脫下白袍後，還可以做什麼？這是介紹醫師生活與社會互動的書籍，從醫學生活化、人文關懷的角度出發。由董氏基金會前執行長葉金川策畫，以其大學時期（台大醫學系）的十一位同學為對象，除了醫師，他們也扮演其他角色，如賽車手、鋼琴家、作家、畫家等，內容涵蓋當年趣事、共同回憶、專業與非專業間的生活、對自己最滿意的成就及夢想等。

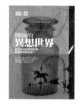

醫師的異想世界
定價／280元　策劃／葉金川
總編輯／葉雅馨

除了看診、學術……懸壺濟世的醫師們，是否有著不同面貌？《醫師的異想世界》一書訪問十位勇敢築夢，保有赤子之心的醫師（包括沈富雄、侯文詠、羅大佑、葉金川、陳永興等），由其暢談自我的異想，及如何追求、實現異想的心路歷程。

公共衛生系列

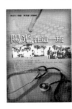

陽光，在這一班
定價／250元　策劃／葉金川　總編輯／葉雅馨

這一班的同學，無論身處哪一個職位，是衛生署署長、是政治領袖、是哪個學院或醫院的院長、主任、教授……碰到面，每個人還是直呼其名，從沒有誰高誰一等的優勢。總在榮耀共享、煩憂分擔的同班情誼中。他們專業外的體悟與生活哲學，將勾起你一段懷念的校園往事！

ㄏㄨㄚˋ、心情繪本系列

姊姊畢業了
定價／250元　文／陳質采　圖／黃嘉慈

「姊姊畢業了」是首本以台灣兒童生活事件為主軸發展描寫的繪本，描述姊姊畢業，一向跟著上學的弟弟悵然若失、面臨分離與失落的心情故事，期盼本書能讓孩子從閱讀中體會所謂焦慮與失落的情緒，也藉以陪伴孩子度過低潮。

繽紛人生系列

視野
定價／300元　作者／葉金川

在書中可看到前衛生署長葉金川制訂衛生政策時的堅持、決策與全心全意，也滿載他豐富的情感。他用一個又一個的心情故事，分享生命中的快樂與能量，這是一本能啟發你對工作生活的想望、重新點燃生活熱誠、開啟另一個人生視野的好書！

運動紓壓系列

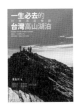

《行男百岳物語》一生必去的台灣高山湖泊
定價／280元　作者／葉金川

這是關於一位積極行動的男子和山友完成攀登百岳的故事。書裡有人與自然親近的驚險感人故事，也有一則則登高山、下湖泊的記趣；跟著閱讀的風景，你可窺見台灣高山湖泊之美。

12位異鄉人，傳愛到台灣的故事

編著／羅東聖母醫院口述歷史小組
策畫／陳永興召集，陳彩美、龐新蘭等主筆

總編輯／葉雅馨
執行編輯／楊育浩、蔡睿縈
責任編輯／李明瑾、吳佩琪
編輯校對／楊育浩、蔡睿縈、李明瑾、林潔女
封面內頁版型設計／呂德芬
內頁美術排版／梁蘊華

出版發行／財團法人董氏基金會《大家健康》雜誌
發行人暨董事長／謝孟雄
執行長／姚思遠

地址／台北市復興北路57號12樓之3
電話／02-27766133#252
傳真／02-27522455、27513606
網址／www.jtf.org.tw/health
部落格／jtfhealth.pixnet.net/blog
社群網站／www.facebook.com/happyhealth

郵政劃撥／07777755
戶　名／財團法人董氏基金會

總經銷／吳氏圖書股份有限公司
電話／02-32340036
傳真／02-32340037

法律顧問／眾勤國際法律事務所

出版日期／2012年1月（初版一刷）
　　　　　2012年11月（初版二刷）
定價／新台幣300元
本書如有缺頁、裝訂錯誤、破損請寄回更換

國家圖書館出版品預行編目資料

12位異鄉人，傳愛到台灣的故事／
羅東聖母醫院口述歷史小組編著　--初版.--
臺北市：董氏基金會《大家健康》雜誌　2012.01
288面；23公分
ISBN 978-986-85449-3-2（平裝）

1.羅東聖母醫院 2.天主教靈醫會 3.醫療服務
419.333　　　　　　　　　　　100025993

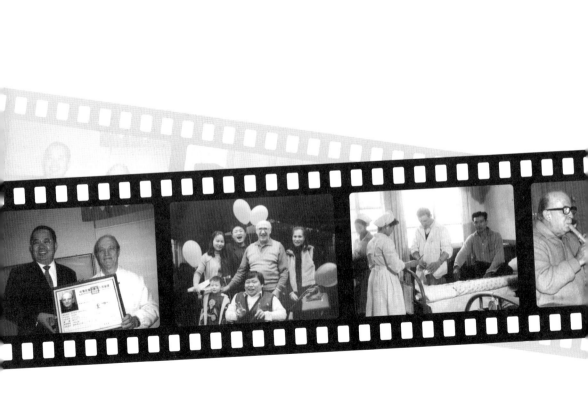

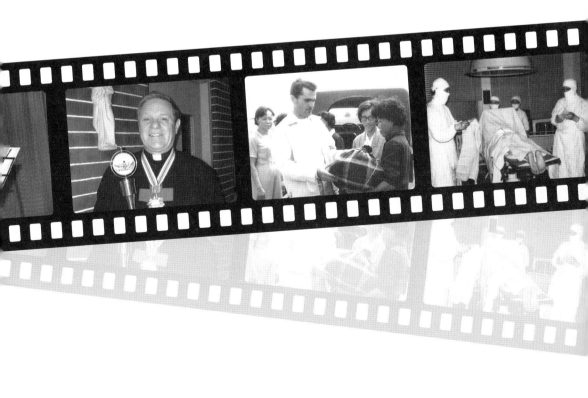